国家卫生和计划生育委员会"十三五"规划教材

全国高等中医药院校研究生教材

供中医药、中西医结合等专业用

经络诊断理论与实践

主　编　余曙光　陈跃来

副主编　赵百孝　胡　玲　倪光夏　岳增辉

编　委（按姓氏笔画为序）

王　荣（山西中医学院）　　　　　岳增辉（湖南中医药大学）

王光安（河南中医药大学）　　　　郑美凤（福建中医药大学）

王述菊（湖北中医药大学）　　　　赵　玲（上海中医药大学）

卢　岩（山东中医药大学）　　　　赵百孝（北京中医药大学）

刘　丹（黑龙江中医药大学）　　　胡　玲（安徽中医药大学）

齐　伟（长春中医药大学附属医院）倪光夏（南京中医药大学）

杨孝芳（贵阳中医学院）　　　　　韩德雄（浙江中医药大学）

何芙蓉（福建中医药大学）　　　　曾　芳（成都中医药大学）

佘延芬（河北中医学院）　　　　　温景荣（天津中医药大学）

余曙光（成都中医药大学）　　　　雷正权（陕西中医药大学）

陈跃来（上海中医药大学）　　　　樊　旭（辽宁中医药大学）

邵　瑛（广州中医药大学）

秘　书　曾　芳（兼）　赵　玲（兼）

人民卫生出版社

图书在版编目（CIP）数据

经络诊断理论与实践/余曙光,陈跃来主编.—北京：
人民卫生出版社,2016
ISBN 978-7-117-23143-5

Ⅰ.①经… Ⅱ.①余…②陈… Ⅲ.①经络-研究
生-教材 Ⅳ.①R224

中国版本图书馆 CIP 数据核字（2016）第 204046 号

| 人卫智网 | www.ipmph.com | 医学教育、学术、考试、健康，购书智慧智能综合服务平台 |
| 人卫官网 | www.pmph.com | 人卫官方资讯发布平台 |

经络诊断理论与实践

主　　编：余曙光　陈跃来

出版发行：人民卫生出版社（中继线 010-59780011）

地　　址：北京市朝阳区潘家园南里 19 号

邮　　编：100021

E - mail：pmph @ pmph.com

购书热线：010-59787592　010-59787584　010-65264830

印　　刷：北京市卫顺印刷厂

经　　销：新华书店

开　　本：787×1092　1/16　印张：8

字　　数：195 千字

版　　次：2016 年 9 月第 1 版　2016 年 9 月第 1 版第 1 次印刷

标准书号：ISBN 978-7-117-23143-5/R·23144

定　　价：28.00 元

打击盗版举报电话:010-59787491　E-mail:WQ @ pmph.com
（凡属印装质量问题请与本社市场营销中心联系退换）

出版说明

为了更好地贯彻落实《国家中长期教育改革和发展规划纲要(2010—2020年)》和《医药卫生中长期人才发展规划(2011—2020年)》,进一步适应新时期中医药研究生教育和教学的需要,推动中医药研究生教育事业的发展,经人民卫生出版社研究决定,在总结汲取首版教材成功经验的基础上,开展全国高等中医药院校研究生规划教材(第二轮)的编写工作。

全套教材围绕教育部的培养目标,国家卫生和计划生育委员会、国家中医药管理局的行业要求与用人需求,整体设计,科学规划,合理优化构建教材编写体系,加快教材内容改革,注重各学科之间的衔接,形成科学的教材课程体系。本套教材将以加强中医药类研究生临床能力(临床思维、临床技能)和科研能力(科研思维、科研方法)的培养、突出传承,坚持创新,着眼学生进一步获取知识、挖掘知识、提出问题、分析问题、解决问题能力的培养,正确引导研究生形成严谨的科研思维方式和严肃认真的求学态度为宗旨,同时强调实用性(临床实践、临床科研中用得上)和思想性(启发学生批判性思维、创新性思维),从内容、结构、形式等各个环节精益求精,力求使整套教材成为中医药研究生教育的精品教材。

本轮教材共规划、确定了基础、经典、临床、中药学、中西医结合5大系列55种。教材主编、副主编和编委的遴选按照公开、公平、公正的原则,在全国40余所高等院校1200余位专家和学者申报的基础上,1000余位申报者经全国高等中医药院校研究生教育国家卫生和计划生育委员会"十三五"规划教材建设指导委员会批准,聘任为主编、主审、副主编和编委。

本套教材主要特色是:

1. 坚持创新,彰显特色 教材编写思路、框架设计、内容取舍等与本科教材有明显区别,具有前瞻性、启发性。强调知识的交叉性与综合性,教材框架设计注意引进创新的理念和教改成果,彰显特色,提高研究生学习的主动性。

2. 重难热疑,四点突出 教材编写紧跟时代发展,反映最新学术、临床进展,围绕本学科的重点、难点、热点、疑点,构建教材核心内容,引导研究生深入开展关于"四点"的理论探讨和实践研究。

3. 培养能力,授人以渔 研究生的培养要体现思维方式的训练,教材编写力求有利于培养研究生获取新知识的能力、分析问题和解决问题的能力,更注重培养研究生的思维方法。注重理论联系实际,加强案例分析、现代研究进展,使研究生学以致用。

4. 注重传承,不离根本 本套研究生教材是培养中医药类研究生的重要工具,使浸含在中医中的传统文化得到大力弘扬,在讲述现代医学知识的同时,中医的辨证论治特色也在教材中得以充分反映。学生通过本套教材的学习,将进一步坚定信念,成为我国伟大的中医药事业的接班人。

5. 认真规划,详略得当 编写团队在开展工作之前,进行了认真的顶层设计,确定教材编写内容,严格界定本科与研究生的知识差异,教材编写既不沿袭本科教材的框架,也不是本科教材内容的扩充。编写团队认真总结、详细讨论了现阶段研究生必备的学科知识,并使其在教材中得以凸显。

6. 纸质数字,相得益彰 本轮教材的编写同时鼓励各学科配备相应的数字教材,此为中医出版界引领风气之先的重要举措,图文并茂、人机互动,提高研究生学以致用的效率和学习的积极性。利用网络等开放课程及时补充或更新知识,保持研究生教材内容的先进性、弥补教材易滞后的局限性。

7. 面向实际,拓宽效用 本套教材在编写过程中应充分考虑硕士层次知识结构及实际需要,并适当兼顾初级博士层次研究生教学需要,在学术过渡、引导等方面予以考量。本套教材还与住院医师规范化培训要求相对接,在规培教学方面起到实际的引领作用。同时,本套教材亦可作为专科医生、在职医疗人员重要的参考用书,促进其学术精进。

本轮教材的修订编写,教育部、国家卫生和计划生育委员会、国家中医药管理局有关领导和相关专家给予了大力支持和指导,得到了全国 40 余所院校和医院、科研机构领导、专家和教师的积极支持和参与,在此,对有关单位和个人致以衷心的感谢!希望各院校在教学使用中以及在探索课程体系、课程标准和教材建设与改革的进程中,及时提出宝贵意见或建议,以便不断修订和完善,为下一轮教材修订工作奠定坚实的基础。

人民卫生出版社有限公司

2016 年 6 月

全国高等中医药院校研究生教育
国家卫生和计划生育委员会
"十三五"规划教材建设指导委员会名单

主任委员

张伯礼

副主任委员（以姓氏笔画为序）

王永炎　王省良　匡海学　胡　刚　徐安龙
徐建光　梁繁荣　曹洪欣

委员（以姓氏笔画为序）

王　华　王　晖　王　滨　王　键　孔祥骊
石　岩　吕治平　乔延江　刘宏岩　刘振民
安冬青　李永民　李玛琳　李灿东　李金田
李德新　杨　柱　杨关林　余曙光　谷晓红
宋柏林　张俊龙　陈立典　陈明人　范永昇
周永学　周桂桐　郑玉玲　胡鸿毅　高树中
唐　农　曹文富　彭　成　廖端芳

秘书

李　丽　周桂桐（兼）

国家卫生和计划生育委员会"十三五"规划教材
全国高等中医药院校研究生规划教材目录

一、基础系列

二、经典系列

三、临床系列

24	中医优势治疗技术学	主编	张俊龙
25	中医脑病学临床研究	主编	高　颖
26	中医风湿病学临床研究	主编	刘　维
27	中医肺病学临床研究	主编	吕晓东
28	中医急诊学临床研究(第2版)	主编	刘清泉
29	针灸学临床研究(第2版)	主编	梁繁荣　许能贵
30	推拿学临床研究	主编	王之虹
31	针灸医学导论	主编	徐　斌　王富春
32	经络诊断理论与实践	主编	余曙光　陈跃来
33	针灸医案学	主编	李　瑞
34	中国推拿流派概论	主编	房　敏
35	针灸流派概论(第2版)	主编	高希言
36	中医养生保健研究(第2版)	主编	蒋力生　马烈光

四、中药学系列

37	中药化学专论(第2版)	主编	匡海学
38	中药药理学专论(第2版)	主编	孙建宁　彭　成
39	中药鉴定学专论(第2版)	主编	康廷国　王峥涛
40	中药药剂学专论(第2版)	主编	杨　明　傅超美
41	中药炮制学专论(第2版)	主编	蔡宝昌　龚千锋
42	中药分析学专论	主编	乔延江　张　彤
43	中药药房管理与药学服务	主编	杜守颖　谢　明
44	制药工程学专论	主编	王　沛
45	分子生药学专论	主编	贾景明　刘春生

五、中西医结合系列

46	中西医结合内科学临床研究	主编	杨关林　冼绍祥
47	中西医结合外科学临床研究	主编	何清湖　刘　胜
48	中西医结合妇产科学临床研究	主编	连　方　谈　勇
49	中西医结合儿科学临床研究	主编	虞坚尔　常　克
50	中西医结合急救医学临床研究	主编	方邦江　张晓云
51	中西医结合临床研究方法学	主编	刘　萍　谢雁鸣
52	中西医结合神经病学临床研究	主编	杨文明
53	中西医结合骨伤科学临床研究	主编	徐　林　刘献祥
54	中西医结合肿瘤临床研究	主编	许　玲　徐　巍
55	中西医结合重症医学临床研究	主编	张敏州

前　言

　　为了更好地贯彻落实《国家中长期教育改革和发展规划纲要》和《医药卫生中长期人才发展规划(2011—2020年)》,进一步适应新时期中医药研究生教育和教学的需要,推动中医药研究生教育事业的发展,经人民卫生出版社研究决定,在总结汲取首版教材成功经验的基础上,开展全国高等中医药院校研究生规划教材(第二轮)的编写工作。

　　《经络诊断理论与实践》以经络诊断的基础概念、历史源流、主要方法和临床实践为主要内容,通过本课程教学,要求学生掌握各种经络诊断的基础概念和基本方法,熟悉和了解经络诊断的临床实践情况和现代研究进展情况。

　　教材共分为五章、十九节。第一章为绪论,概要介绍经络诊断的概念、主要内容、特点,以及经络诊断概念的形成和发展。第二章为理论基础和源流,重点阐释经络诊断的基础理论、理论发展以及经络病候特点。第三章为经络诊断的方法,主要介绍经络诊断的原则、基本方法以及经络望、触、问、仪器诊断的运用情况,以及特定部位的诊断。第四章为经络诊断的临床实践和案例分析,着重阐明了经络诊断的思维和具体运用,并分别讲述了古代医家、现代医家以及健康评估对经络诊断的运用情况。第五章为经络诊断的现代研究进展,介绍了经络诊断理论和经络生物物理特性的现代研究进展以及经络腧穴诊断设备的研制原理等。

　　本教材首次对经络诊断的理论与实践的相关内容进行系统梳理,以加强学生临床思维能力和科研能力的培养为宗旨,从内容、结构、形式等各个环节精益求精,既系统全面,又重点突出,特别在每一章的结尾均有"讨论与思考"栏目,以培养学生进一步获取知识、挖掘知识、提出问题、分析问题、解决问题的能力为着眼点,强调实用性和思想性。整本教材体例一致,眉目清晰,规程明确,便于教学与应用。

　　本课程教学要体现理论基础和临床治疗两方面的内容特点。教学方法以课堂讲授、医案分析、自学讨论和临床见习四种形式相结合,适当应用实物、图表、模型、电化教育等教具和设备进行教学,以加深对教学内容的理解。本教材可配合数字化教材版本,以声像系统形象生动反映针灸技术方法,对学生进行直观教学。

《经络诊断理论与实践》编委会

2016 年 2 月

目　录

第一章 绪 论

经络是人体运行气血、联络脏腑、沟通内外的通路,在人体的生理活动、病理变化、疾病的诊断和治疗中发挥着重要作用。经络学说是中医学理论体系的重要组成部分,更是指导针灸临床实践的核心理论。而经络诊断作为中医诊断的重要组成部分,是针灸选穴施术的重要依据,在针灸临床治疗中发挥着重要的作用。掌握经络诊断的概念和特点,明晰经络诊断的理论源流,认清经络诊断的现状和发展趋势,对于系统学习经络诊断理论和方法具有重要意义。

第一节 经络诊断的概念和特点

一、经络诊断的概念

经络诊断是指在中医理论的指导下,通过对经络状态、经络循行分布部位的异常变化的重点诊察,结合机体其他部位的异常改变,以经络辨证为核心进行病情诊察和病证辨别的方法。

《灵枢·经别》篇记载"十二经脉者,人之所以生,病之所以成,人之所以治,病之所以起……"强调了经络不仅是运行气血、沟通脏腑和体表的通路,更在人体的生理功能、病理变化和诊断治疗中具有重要的作用。故而,通过诊察经络状态的变化,进行辨经施治,对于针灸治疗尤为重要。诚如《灵枢·刺节真邪》篇所云:"用针者,必先察其经络之实虚,切而循之,按而弹之,视其应动者,乃后取之而下之"。

二、经络诊断的主要内容

经络诊断的主要内容包括经络诊察和经络辨证两个部分。

(一) 经络诊察

经络诊察是指通过望、触、问等检查手段,以及借助经络仪器等诊察工具,收集患者病情相关资料的方法。它主要包括经络望诊、经络触诊、经络问诊和经络仪器诊断四种方法。经络望诊是指通过有目的地观察经络或腧穴局部的色泽、血络的浮沉等变化,以判断经络虚实寒热的诊断方法。经络触诊是指在经络或腧穴部位施以触、摸、按、压、循、摄等手法,探查压痛、寒温、结节、皮疹、肿胀、凹陷等异常改变,以了解经络的充盈、虚实情况的方法。经络问诊是指详细询问患者主要症状,如疼痛、麻木、寒热和感觉异常等出现的部位以及性质、先病与后病等情况,以确定病变的部位、所病之经络的方法。经络仪器诊断则是指借助现代仪器手段,对经络腧穴部位皮肤电学、光学、热学、力学特性失衡现象等进行测定,以判定经络穴位功能状态的方法。

(二)经络辨证

经络辨证是中医辨证的基本方法之一。它是指在中医经络理论的指导下,根据经络的循行分布、功能特性、病理变化及其与脏腑的相互联系,对病情资料进行辨别、分析,以识别其证候和病机的辨证方法。它是包含了辨证归经和辨位归经两种主要方法,并结合十二经证治、奇经证治、络脉证治、经筋证治的相关内容,参考八纲证治、脏腑证治、气血证治的主要特点的一种证治体系。

在经络辨证的基础上,对证候全过程的特点与规律进行总结概括,得出病名诊断,叫做辨病,亦称诊病。辨病是疾病诊断的重要目的,也是辨经施治的前提。

三、经络诊断的特点

经络诊断作为中医诊断的重要内容,既具有中医诊断方法的共同特点,又具有自身的特色。

(一)司外揣内

司外揣内是中医诊断从局部到整体、从现象到本质的辨证思维方法,是通过对生命现象的观察、辨认,形成感性认识,进而发现并归纳生命状态的本质属性与外在表现的固定联系。中医诊断方法的望、闻、问、切就是基于体表与体内脏腑的密切关系而建立的行之有效的诊察方法,是司外揣内诊察原则在临床诊断中的具体应用。经络诊断的由内测外则重点强调根据经络及其循行部位的色泽、寒温、结节、皮疹、压痛、肿胀、凹陷、血络浮沉等异常变化现象,以判断经络虚实寒热的思维过程。

(二)整体审察

整体审察是中医学的基本特点之一。诊断疾病时的整体观念,是指既要将整个人体的变化(内)与自然环境(外)的变化相结合,又要注重人体内部各个组织器官之间的变化。而经络诊断在审察人体与外环境、人体内部之间的变化关系时,更注重考察、辨析人体经络气血虚实的变化及其对机体各个部分的影响来诊断疾病。

(三)察候定经

察候定经强调经络辨证,是通过对疾病病候、病位等的综合分析,明确其所涉及的经络。在经络诊断中同样强调"诊病"与"辨证"的结合,即诊断要明确所患疾病及所属证候,做到"病证结合"。

第二节　经络诊断的历史发展

一、经络诊断的历史渊源

(一)经络诊断理论的形成

经络诊断理论的形成源于春秋战国到秦汉时期。这一时期以《黄帝内经》为代表的中医著作的问世，标志着中医理论体系的形成。而《黄帝内经》中的大量论述均显示了这一时期经络诊断理论的形成。如《灵枢·海论》篇曰："夫十二经脉者，内属于腑脏，外络于支节"，说明经络是沟通脏腑和体表的通路。《素问·调经论》云："五脏之道，皆出于经隧，以行血气，血气不和，百病乃变化而生"，强调了经脉在人体生理功能与病理变化中的重要性。《灵枢·九针十二原》篇又云："五脏有疾也，应出十二原"，指出了经络腧穴在反映病候上的特殊作用。《灵枢·经脉》篇中则更加详细地记载了十二经脉的循行部位、脏腑络属关系及经脉"是动病"和"所生病"，为经络诊断提供依据。《灵枢·经别》篇所言"十二经脉者，人之所以生，病之所以成，人之所以治，病之所以起……"更是明确了经络诊断在临床治疗中的重要性。而《灵枢·经水》篇所述："审切循扪按，视其寒温盛衰而调之"则点出了经络诊断的具体方法。这些经典论述都表明，春秋战国到秦汉时期，经络诊断的理论体系和基本方法已具雏形。

成书于东汉以前的《难经》则进一步阐述和发挥了《内经》的学术思想，并提出了奇经八脉的起止、循行和病候，明确了奇经八脉的作用，这些内容进一步完善了经络诊断体系。东汉末年张仲景撰写的《伤寒杂病论》创立了中医学的辨证论治体系，提出了"以六经论伤寒，以脏腑论杂病"的辨证思维和诊断方法，开创了把经络诊断理论应用于诊断治疗之中，与临床实践密切结合的先河，极大地促进了经络诊断理论和方法的进一步形成。

（二）经络诊断理论的丰富与发展

秦汉以后，中医针灸理论的不断完善和临床实践的不断丰富极大地促进了经络诊断理论和方法的发展。晋代皇甫谧所著《针灸甲乙经》是我国现存最早的且较全面的一部针灸学专著，其在诊断学方面继承了《内经》的学术思想，尤重望诊和切诊，切诊又尤重切脉，主张将常见的病态脉象与针灸治则紧密结合。西晋王叔和所著的《脉经》中不仅详细记载了辨十二经脉、奇经八脉病证的脉象诊断，丰富了经络诊断的脉诊内容；还对经脉、经别的临床表现特点进行系统的整理与总结，为经络辨证奠定了基础。隋代巢元方所著的《诸病源候论》则以脏腑经络学说阐述疾病的病因病机，明确提出了经脉病、脏腑病，对经络诊断有了新的发展。同时，该书还论述了多种与络脉相关的症候，极大地丰富了络脉学说。宋代名医朱肱十分推崇经络诊断，他在《内经》理论及仲景学说的基础上，进一步论述了六经病与经络的关系，强调"……不识经络，触途冥行，不知邪气之所在，往往病在太阳，反攻少阳；证是厥阴，乃和少阳；寒邪未除，真气受毙"。金元医家朱震亨则在《丹溪心法》中补充了十二经脉病候。滑伯仁在《十四经发挥》中将任、督二脉与十二经并论，补充、总结了任、督二脉病候，进一步充实了经络诊断的内容。明代李时珍在《奇经八脉考》中整理和阐发了奇经八脉的循行、腧穴及病候理论。而他对奇经阴阳失调和奇经虚实证的详细论述，至今仍广泛应用于临床。杨继洲所著的《针灸大成》则全面总结了明以前的针灸经验，对经络诊断的发展做出了贡献。而在清代，络病学说得到了长足的发展，不仅在理论上深化了《内经》、《难经》的脏象经络学说，而且在临床上丰富了络病辨证、脏腑辨证的内容，尤以叶天士"久病入络"理论和《临证指南医案》为代表。

近代以来，随着现代科学技术在针灸研究中的运用，人们开展了大量有关经络腧穴声、光、电、磁等生物物理特性的研究，为经络诊断积累了丰富的科研资料，并初步建立了通过皮肤电阻、压痛等现代理化手段进行经络穴位客观检测的方法，促进了经络诊断的客观化、标准化和现代化发展。

二、经络诊断的发展现状

(一) 经络诊断存在的主要问题

自秦汉时期起,经络诊断理论和方法不断地丰富、完善,并始终在针灸临床实践中发挥着重要作用,成为针灸临床的重要特色。但在近两千年的发展历程中,经络诊断的运用和发展仍然面临不少问题,主要体现在:

1. 经络诊断的理论和方法缺乏系统梳理 虽然古典医籍中关于经络诊断理论和具体方法的记载颇多,现代对经络诊断的理论和机制也多有研究,但缺乏从学术源流到方法体系的系统梳理,缺乏对概念内涵和特色优势的深入阐释,这在一定程度上阻碍了经络诊断理论和实践的进一步发展和运用。

2. 经络诊断的临床运用有限 经络诊断是针灸临床的重要特色,但在针灸临床实践中的具体运用却较为有限。主要体现在:①在经络诊断方法中,依赖于临床经验的传统经络触诊、经络望诊的运用较多,而基于现代研究形成的经络仪器诊断的运用较少。这反映了现代医学研究结果与传统中医针灸理论在某些方面还难以融合。②在诊病辨证中,临床医者大多倾向于运用八纲辨证、脏腑辨证等方法进行病证辨别,而经络辨证运用较少;而运用经络辨证时大多局限于肢体筋肉病变,较少用于内科病证的辨别。

3. 经络诊断的现代研究较少 近年来,有关经络诊断的现代研究较少,且主要集中在对经络诊断理论渊源的探讨分析和基于经络腧穴生物物理特性的经络诊断仪器的开发两方面,其他诸如经络诊断方法的临床运用、经络证候的客观化研究等都鲜有涉及。

(二) 经络诊断发展的趋势

经络诊断是中医诊断的重要组成部分,是针灸临床的重要特色。其传承千年,有着其他诊法不可替代的特色和优势。为更好地继承和发展经络诊断理论和方法,在今后的临床实践和科学研究中,应系统开展经络诊断方法学研究,梳理其学术思想、诊断方法和辨证规律,形成独具特色的理论与实践体系;并在此基础上,以经络辨证为重点,大力拓展经络诊断的临床运用范围,使之成为临床针灸辨证施治的核心方法;应开展经络诊断方法的规范化研究,形成切实可行的诊法方案;开展经络症候的客观化研究,促进传统诊法的现代化发展;加大经络诊断方法的现代技术研发,使其更好地与现代科学技术先进手段相结合。

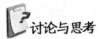 讨论与思考

经络辨证与中医学其他辨证方法相比具有什么特点?

第二章　经络诊断的理论基础与源流

经络诊断理论是中国古代医家长期观察经络系统的结构特性、循行分布、生理功能、病理变化及其与内部脏腑的相互关系,进而归纳出的一套指导针灸临床诊疗的理论,是针灸学说的核心内容,也是中医学理论体系的重要组成部分。本章详细阐释了经络诊断的理论基础,系统梳理了经络诊断的学术源流,以期为深入理解经络诊断的概念,掌握经络诊断的方法和扩大经络诊断的临床运用提供理论依据。

第一节　经络诊断的理论基础

经络"内属于腑脏,外络于支节",是人体气血运行的通道。这样的分布特点使得经络不仅具有了沟通联络、营养全身,抗御外邪和传导信息的生理功能,也具有了反映病候、传注病邪的病理作用,并基于此具备了补偏救弊、调整虚实、平衡阴阳的治疗效应。因此,了解经络的生理功能和病理特点,是深入学习经络诊断理论的基础。

一、经络状态及与气血阴阳平衡的相关性

（一）经络状态

经络是由十二经脉、奇经八脉、络脉、经筋、经别、皮部等组成的网络系统,是人体运行气血、联络脏腑、沟通内外的通路。经络状态是机体状态在经络系统中的具体表现,分为生理状态和病理状态。《灵枢·终始》篇对健康机体的经络状态进行了具体描述:"平人者不病,不病者,脉口人迎应四时也,上下相应而俱往来也,六经之脉不结动也,本末之寒温之相守司也,形肉血气必相称也,是谓平人。"说明在健康状态下,人体经络畅通,气血流畅,并能随不同的生理功能进行自主调节。《灵枢·经脉》篇则记载了虚实偏颇的病理状态下的络脉表现:"凡此十五络者,实则必见,虚则必下,视之不见,求之上下,人经不同,络脉异所别也。"指出在疾病状态下,经络会出现气血运行不畅等表现。

（二）经络状态与气血禀赋

1. 气血源自中焦　《灵枢·营卫生会》篇说:"人受气于谷,谷入于胃,以传于肺,五脏六腑皆以受气。其清者为营,浊者为卫,营在脉中,卫在脉外"。明确指出营卫气血皆来源于水谷精气,通过中焦(脾胃)气化而生成,上输于肺,肺朝百脉,气血通过经脉布散全身。经络作为人体气血运行的通道,其气血起至中焦,按照肺-大肠-胃-脾-心-小肠-膀胱-肾-心包-三焦-

胆-肝的顺序在经脉中循环流注,和调于五脏,洒陈于六腑、充盛于肌表、散布于全身,周而复始地发挥营养、温煦、防卫、固护等生理作用。

2. 经脉气血分布各有特点 人体经脉气血起自中焦,但气血在各条经脉中的分布并非均衡一致,而是各具特点。《灵枢·九针论》篇:"阳明多血多气,太阳多血少气,少阳多气少血;太阴多血少气,厥阴多血少气,少阴多气少血"。强调了十二经脉主运行血气,而各经血气的分布则有多有少、禀赋不同。这种经脉气血分布的差异与经脉的生理病理状态直接相关,是不同经脉具有不同生理功能和病理特点的物质基础。而同名经脉气血分布的相似性则是同名经脉"同气相求"、具有功能相似性的重要依据。而关于三阴经中经脉气血的多寡,《内经》中各篇的记载有所不同,这与《内经》全书非一人一时之作有关。如《灵枢·九针论》篇记载"太阴多血少气",在《素问·血气形志》篇重现,仅太阴作"多气少血",在《黄帝内经太素·知形气所宜》篇中则记作"太阴多血气"。《标幽赋》则认为:"太阴少阴,少血多气"。三阴经的血气多少,据《内经》记载多数是表里相反。即少阴与太阳相反,厥阴与少阳相反,太阴不能做"少血少气",就只能在"多血少气"或"少血多气"中取其一。从后世"脾统血"、"肝藏血"的理论看,似仍以"多血少气"为是。结合腧穴来论,足三阳经的三里、内庭、冲阳等穴可说是多血少气;足三阴经的三阴交、血海、太冲、行间等穴也是多血少气,复溜、太溪等穴可说是少血多气。

3. 经络状态随人体状态而变化 经脉气血的多或少只是大致而言,故称为"大数"或"常数"。十二经脉的气血多少是一个动态的概念,而非一个"常"量。它随着机体的状态而发生相应的改变,进而影响相应脏腑功能的变化,也反映在经脉循行所过之处。

4. 审查经脉气血的临床意义 经脉气血多少对于针灸临床诊疗具有重要指导意义。《灵枢·五音五味》篇还将血气多少与人体的散热和毛发的分布现象联系起来,"血气盛则充肤热肉,血独盛则淡渗皮肤,生毫毛";视其颜色:黄赤者多热气,青白则少热气,黑色者多血少气"。说明了观察人体毛发可以推测气血状态,帮助临床诊断。《标幽赋》有"先详多少之宜,次察应至之气。轻、滑、慢而未来,沉、涩、紧而已至",强调行针之时应先充分了解当下各经的血气多少概况,对掌握针下候气和出血与否具有一定参考意义。

(三) 经络的阴阳属性

阴阳是中国古代哲学的重要范畴。中医将人体以阴阳划分,在外为阳、在内为阴;上半部为阳,下半部为阴;躯干背部与四肢外侧的为阳,胸腹部与四肢内侧的为阴。十二经脉分为手足三阴三阳经(太阴、厥阴、少阴,阳明、少阳、太阳)。十二经脉及其连属的十二经别、十二经筋、十二皮部各有阴阳之分,而有不同的运行通道和内达脏或腑。阴经在内属脏络腑,行于四肢内侧,阳经属腑络脏,行于四肢外侧与头面部。手三阴从胸走手、足三阴从足走腹胸,手三阳从手走头、足三阳从头走足。中医的三阴三阳学说是对这一中国哲学范畴的"阴阳"的重大发展,将阴阳从定性进而发展到具有定位、定量、定向等四个方面的内涵。《素问·阴阳离合论》曰:"太阳为开,阳明为阖,少阳为枢,太阴为开,厥阴为阖,少阴为枢"。《素问·血气形志》中记载:足太阳与少阴为表里,少阳与厥阴为表里,阳明与太阴为表里。《素问·阴阳离合论》又云:"阴阳,积传为一周,气里形表而为相成也"。可见,太阴太阳居最外最里,其功能在于释放或吸收。从经脉言,太阳膀胱小肠主释放,太阴脾肺有吸收之功。阳明少阴当为合,主储藏能量,阳明藏无形之能量,少阴藏有形之能量。大肠与胃都去渣滓而储精华,心肾为人体之动能。少阳厥阴当为枢,主调节与转换。少阳主将无形转换成有形,厥阴主将有形转换成无形。三阴三阳的"开阖枢"是维持人体和谐的内在条件。

奇经八脉中,督脉为"阳脉之海",阳维脉辅之;任脉为"阴脉之海",阴维脉辅之;冲脉为"十二经脉之海",带脉环腰一周,约束诸脉,阴阳蹻脉约束宗筋。而十二经别加强了阴阳表里两经的联系,加强了内外、四肢躯干与颈项头面部的联系,扩大了肘膝关节以下腧穴的主治作用。经络阴阳属性各有差异,既各行其道、互有交叉,又各行其特殊的功能。对经络的临床诊断具有极其重要的意义。

（四）经络与气血阴阳平衡

《灵枢·经脉》篇:"经脉者,所以决死生,处百病,调虚实,不可不通。"经脉是维持气血阴阳平衡的基本保障,通调经脉是调节机体气血,促进阴阳恢复平衡的重要治则。

经络纵横交贯,遍布全身,沟通上下内外,运行气血,协调阴阳,将人体内外、脏腑、肢节、官窍联结成为一个有机的整体,在人体的生命活动中,具有十分重要的生理功能。构成经络系统和维持经络功能活动的最基本物质,称之为经气,经气运行于经脉之中,故又称脉气。经气为一种生命物质,是人体真气的一部分,在其运行、输布过程中,表现为经脉的运动功能和整体的生命功能。气无形而血有质,气为阳而血为阴,一阴一阳,两相维系,气非血不和,血非气不运。运行于经脉之气,实际上包括了气以及由气化生的血、精、津液等生命所必需的营养物质,概言之为气血而已,故称经脉是运行气血的通路,其重要性不言而喻。《素问·调经论》亦云:"五脏之道,皆出于经隧,以行血气,血气不和,百病乃变化而生",不仅强调了经脉与脏腑、经脉与气血的联系及经络气血阴阳平衡的重要性,也说明了气血阴阳的失衡是临床疾病发生的基础,对临床诊治的意义。

二、经络的生理功能和病理特点

（一）经络的生理功能

《灵枢·经脉》篇指出:"经脉者,所以决死生,处百病,调虚实,不可不通。"它强调了经络系统在人体生理、病理和防治疾病方面的重要性,表明了经络系统具有联络脏腑、沟通内外;运行气血、营养周身;抗御外邪、保卫机体;传导信息、调整虚实四个方面的生理功能。

1. 联络脏腑,沟通内外　经络具有联络脏腑和肢体的作用。《灵枢·海论》篇所载:"夫十二经脉者,内属于腑脏,外络于支节"就是对经络沟通联络作用的经典论述。经络系统中的经脉、经别与奇经八脉、十五络脉,纵横交错、入里出表、通上达下,联系人体各脏腑组织;经筋、皮部联系肢体筋肉皮肤;浮络和孙络呈网状分布,联系人体各细微部分。这样,人体通过经络的网络联系形成了一个协调共济的有机整体。经络则在这个有机整体中发挥重要的沟通联络和信息传导作用。体表所感受的病邪和各种刺激,可传导于脏腑;脏腑的生理功能失常,亦通过经络反映于体表。经络在人体内发挥的沟通联系作用是多方位、多层次的,主要表现在以下四个方面:

（1）沟通脏腑与体表、肢节的联系:脏腑与外周体表及肢节的联系涉及经络系统中的各个方面。就十二经脉而言,每条经脉至少都与其所属和所络的脏腑有直接的经脉联系。不仅如此,经脉之间的相交相贯和由此带来的经气流通也进一步加强了经脉-脏腑-体表肢节的联系。如足少阴肾经在体表分布于下肢内侧面和胸腹部,在体内不仅"属肾,络膀胱",其直行主干"从肾,上贯肝、膈,入肺中",其支脉"从肺出,络心",从而与肾、膀胱、肝、肺、心五个脏腑都有直接的经脉联系。十二经别更通过其"离"、"入"、"出"、"合"的分布特点,密切了脏腑与体表、肢节的联系。十二经筋则将经脉之气布散于筋肉关节,并通过经筋结聚,束筋骨、利关节。络脉系统之浮络、孙络更直接散络于皮肤表面,使人体体表的筋肉、皮肤等组织与脏腑之间紧密相连。

(2) 沟通脏腑与五官九窍的联系:在经络系统中,十二经脉通过或间接的经脉联系实现了体表的目、鼻、舌、口、耳和前阴、后阴等五官九窍与体内脏腑之间的相互联系。如手少阴心经属心,络小肠,内行系"目系",其别络"系舌本";手太阴肺经起于中焦,络大肠,属于"肺系(肺、咽喉、鼻)";足厥阴肝经属肝,络胆,绕阴器,内行上达"目系"、下环口唇;足阳明胃经属胃,络脾,起于鼻旁,夹鼻上行至鼻根,穴起眼下,入上下齿、环绕口唇,行耳前,上额角入脑中;而十二经别入于脏腑、合于头面的循行特点也进一步使脏腑与外在官窍相互沟通而成为一个整体。此外,奇经八脉也加强了脏腑与官窍的密切联系,如任脉内行上注双目,阴阳跷脉止于目内外眦等。可见,经络系统使脏腑与五官九窍密切相连,脏腑的生理、病理通过经络反映于相应的官窍,观察五官九窍变化是临床判断内在脏腑病变的重要手段。

(3) 沟通脏腑与脏腑之间的联系:在经络系统中,十二经脉中每一条经脉都分别属络一脏一腑,有的经脉联系多个脏腑,有的脏腑则有多条经脉相交。如足厥阴肝经"属肝,络胆","挟胃","注肺中";而通达肺脏的经脉有手太阴肺经"属肺",手阳明大肠经"络肺",足厥阴肝经"注肺中",足少阴肾经"入肺中"、"从肺出,络心"和手少阴心经"上肺"。同时,经脉还通过络脉表里相合,扩大了经脉-脏腑之间的联系;通过经别"离入出合"强化经脉与其相关的内脏的关系。此外,奇经八脉中,冲、任、督"一源三歧",督脉总督诸阳,任脉总任诸阴,带脉横束诸经等则进一步通过经脉之间的相交相会,拓展了经脉在脏腑与脏腑之间的纽带作用。也与脏腑关系密切。而经络学说中的"四海"和"气街"理论,在强调经气的所气和所归的同时,也体现了经络对不同脏腑的非线性联系和影响,是经络联系沟通脏腑之间相互联系的有益补充。

(4) 建立经络系统的内在联系:在经络系统中,无论是十二经脉、奇经八脉、络脉,还是经筋、经别、皮部,都通过内部的相交、衔接、会合建立了各自多层次的密切联系。而在整个经络系统中,又以十二经脉为主体,通过与经别、别络的联络沟通,与奇经八脉的纵横交错,与孙络、浮络、皮部的气血渗透,与"气街"、"四海"的层层关联,形成了错综复杂又结构清晰的立体网络联系,使经络成为一个多维度、多层次、多功能的调节体系。

2. 运行气血,营养全身　《灵枢·本脏》篇载:"经脉者,所以行气血而营阴阳,濡筋骨,利关节者也,"强调经络具有运行气血,濡养周身的作用。气血是人体生命活动的基本物质和根本动力,机体的各个组织器官,均需气血的濡养才能发挥其正常的生理功能。而气血必须通过经络的传输才能布散全身,"内溉脏腑,外濡腠理",维持机体的正常生命活动。经络是人体气血运行的通道,通过经络循行和与内在脏腑的联属关系,脏腑功能化生的气血精微等营养物质可输布到全身各组织脏器,使各脏腑、组织、器官得以营养,筋骨得以濡润,关节得以通利,保证了全身各器官正常的功能活动,《素问·五脏生成》所言:"目受血而能视,足受血而能步,掌受血而能握,指受血而能摄",正是人体官窍通过经脉气血的濡养,功能得以体现的经典论述。可见,经络运行的气血保证了全身各组织器官的营养供给,为各组织器官的功能活动提供了必要的物质基础,而脏腑功能活动的实现又是经络气血来源得以保证的前提。

3. 抗御外邪,保卫机体　《灵枢·营卫生会》篇曰:"人受气于谷。谷入于胃,以传于肺,五脏六腑,皆以受气。其清者为营,浊者为卫。营气行于脉中,卫气行于脉外……此所受气者,泌糟粕,蒸津液,化其精微,上注于肺脉,乃化而为血。以奉生身,莫贵于此。"可见,经络行血气而使营卫之气密布周身,在内和调于五脏、洒陈于六腑,在外固护肌肤腠理,抗御病邪内侵。外邪侵犯人体先从皮毛开始。卫气充实于络脉,络脉散布于全身,密布于皮部,当外邪侵犯机体时,卫气首当其冲发挥其抗御外邪、保卫机体的屏障作用。气血的正常运行是机体健康的必要保障,如果经气运行失常,机体抵御病邪的能力就会减弱,罹致病患。

4. 传导信息,调整虚实　经络系统作为人体的信息传导网络,可以感受来自人体内外环境中的各种信息,并按其性质、特点和量度等传递至相应的脏腑组织、五官九窍、四肢百骸,反映或调节其功能状态。这种传导既可以发生在各脏腑组织器官之间,也可以发生于体表与内脏之间;既可以把局部的信息感传于全身,又能把整体的信息传导于某一局部。外邪致病可以由浅入深,由表及里地传变。脏腑的功能活动或病理变化的信息也可通过经络由内而外地反映于体表,表现出不同的症状或体征,此即"有诸内必形诸外"的主要结构和生理基础。

此外,当肌表受到某种刺激时可以沿着经脉传至体内有关脏腑,根据信息性质和强度的不同,而产生补或泻的作用,使该脏腑的功能发生变化,从而达到疏通气血和调整脏腑功能的目的。因此,当人体发生疾病时,即可针对气血失和、阴阳盛衰等具体证候,运用针灸、推拿、导引等方法,通过对适当的穴位施以适度的刺激,激发经络的调节作用,以"泻其有余,补其不足",达到调理脏腑,平复阴阳的目的。

(二) 经络的病理特点

1. 反映病候　经络循行路线是病症发生与反应的部位,每一条经脉和所属脏腑发生病变时,经络就会在其分布和联系的有关部位,反映出各种症状和体征。根据这些病候,可以辨别疾病的原因、性质及其部位属于何经、何脏、何腑,从而依经选穴。马王堆帛书《阴阳十一脉灸经》首次记载了十一脉病候。《史记·扁鹊仓公列传》曰:"厥阴有过则脉结动,动则腹胀"。《灵枢·经水》篇载:"肺手太阴之脉……是动则病肺胀满,膨膨而喘咳,缺盆中痛,甚则交两手而瞀,此为臂厥"。《灵枢·经脉》篇中详细地论述了十二经脉的循行部位、脏腑络属关系及经脉是动病、所生病,这不仅强调了脏腑经络的相关性,也为脏腑表里相关理论奠定了理论基础,为诊断疾病提供了依据。而后世的医学典籍也不断丰富了经络病候的内容,促进了经络诊断理论和方法的不断完善。如《诸病源候论》记载:"手少阳之脉动,而气厥逆,而耳聋者,其候耳内辉辉焞焞也",等等。可见,人体无论是感受外邪或是脏腑本身功能失调,都能通过经络反映病候于身体的各组织器官,并根据经络所属脏腑与体表特殊关联性而有不同的症状和体征。如:心火上炎可致口舌生疮;肝火上亢可致目赤肿痛;肾气亏虚的两耳失聪等。

2. 传注病邪　《素问·皮部论》云:"凡十二经脉者,皮之部也。是故百病之始生也,必先于皮毛,邪中之则腠理开,开则入客于经脉,留而不去,传入于经,留而不去,传入于腑,廪于肠胃。"说明经络是外邪从皮毛腠理内传五脏六腑的重要途径,反之,脏腑生理功能失常,也会通过经络的传导反映于体表,表现出某些特定部位的症状与体征。经脉病可以传入内脏,如《素问·缪刺论》载:"夫邪之各于形也,必先舍于皮毛,留而不去,入舍于孙脉,留而不去,入舍于络脉,留而不去,入舍于经脉,内连五脏,散于肠胃"。反之,内脏病亦可累及经络,如《素问·脏气法时论》言:"肝病者,两胁下痛引少腹"等。而脏腑之间亦可病邪相传,故有

"见肝之病,知肝传脾"之说,掌握这种传注规律,对临床经络诊治具有重要的意义。

三、经络与腧穴、脏腑的相关性

(一)经络内属脏腑、外达腧穴

《灵枢·海论》篇说:"夫十二经脉者,内属于腑脏,外络于支节。"在机体内部,手足三阴经属脏络腑,手三阴联系于胸部,其内属于肺、心包、心;足三阴联系于腹部,其内属于脾、肝、肾,即"阴脉营其脏"。手足三阳经属腑络脏,足三阳内属于胃、胆、膀胱;手三阳内属于大肠、三焦、小肠,即"阳脉营其腑"。在机体外部,经络分布于四肢、头面和躯干,除了通过络脉和皮部将经络之气布散于体表,更通过一些特定的孔穴将经络脏腑经气输注于体表。这些经络脏腑之气输注于体表的特定部位就称为腧穴。其中,十二经脉上的"五输穴"是十二经脉之气出入之所。《灵枢·九针十二原》篇:"经脉十二,络脉十五,凡二十七气以上下,所出为井,所溜为荥,所注为输,所行为经,所入为合,二十七气所行,皆在五输也",说明十二经脉的经气由井穴发出,经过荥穴、输穴、经穴、合穴的转运,经气从浅入深,由小变大,最后通过十二经别深达内在脏腑。而经络学说中的"标本"、"根结"理论则从经气所起、所归的角度,明确四肢末端腧穴与胸腹部腧穴的纵横关系,从另一个角度为经络-脏腑-腧穴的联通作用提供了依据。可见,经脉在内属脏腑,将经络气血运送至脏腑器官,为其的功能活动提供物质基础;在外通达腧穴,将脏腑经络之气输注于体表,将脏腑器官的功能活动反映于外。经络的这种沟通内外的生理特点,在人体的能量传递和信息传递的过程中发挥着至关重要的作用,是针灸临床诊疗的重要依据。

(二)腧穴通过经络与脏腑相关

《千金翼方》言:"凡孔穴者,是经络所行往来处。"腧穴是脏腑经脉之气输注于体表的位置。腧穴与经络、脏腑构成点、线、面的关系,经络如同公交线路,而腧穴是公交线路上的每个站点,脏腑则是公交线路回归总站(调度站)。经络是联系腧穴与脏腑之间的桥梁,脏腑的功能活动和病理变化均可以通过经络体现在腧穴上,而腧穴、经络可以接收外部刺激进而调节内在的脏腑,达到治疗目的。例如:郄穴是十二经加上阴维脉、阳维脉、阴跷脉、阳跷脉经气深聚之所,临床上多用于治疗本经循行部位及所属脏腑的急性病证。根据古代文献记载,阴经郄穴多治血证,阳经郄穴多治急性痛证。如治疗肺病咳血,可选肺经郄穴孔最;治疗急性胃脘疼痛,可选胃经郄穴梁丘等。可见郄穴既是急性经络、脏腑病痛的反应点,也是其诊断点和治疗点。又如,主要分布于人体肘膝关节以下的五输穴与内脏密切相关,具有治疗其相应经脉和脏腑病变的作用。这在古代医籍中多有记载。《灵枢·顺气一日分为四时》篇载:"病在脏者,取之井;病变于色者,取之荥;病时间时甚者,取之输;病变于音者,取之经;经满而血者,病在胃及以饮食不节得病者,取之于合。"《灵枢·邪气脏腑病形》篇载:"荥输治外经,合治内腑。"《难经·六十八难》更有:"井主心下满,荥主身热,输主体重节痛,经主喘咳寒热,合主逆气而泄"之说。再如,《灵枢·邪气脏腑病形》篇载:"合治内腑",高度概括了下合穴治疗脏腑病的主治功能。临床上,对于六腑病证均可选用各自相应的下合穴进行治疗。如足三里主治胃脘痛、腹胀、饮食不化;阳陵泉主治胁痛、呕吐、黄疸;上巨虚主治腹痛肠鸣、泄泻痢疾;下巨虚主治腹痛便溏、疝气;委阳主治腹胀、水肿、带下;委中主治小便异常等。另外:原穴是脏腑的原气输注、经过和留止的部位。原穴与所属脏腑有密切的关系,常用于诊断、治疗相应的脏腑病及经脉病证。八会穴可治疗相应的脏腑组织器官的病证。如脏会穴章门主治五脏病,以肝脾病为主;腑会穴中脘主治六腑病,以胃肠病为主;气会穴膻中以主治气病,以调气理气为主;血会穴膈俞主治血病,以止血活血为主;筋会穴阳陵泉主治筋病,以痿痹挛瘫为主;骨会穴大杼主治骨病,以骨节强痛为主;髓会穴悬钟主治髓病,以瘫呆痿麻为主;脉会穴太渊主治脉病,以调畅血脉为主。以上论述均说明了经络及经络上的腧穴与脏腑有着密不可分的联系,既是能量转运点,也是疾病反应点,更是信息接收站。经络和腧穴的异常变化往往为临床诊断、治疗提供了依据。

(三) 经络腧穴反映脏腑功能与病理变化

《灵枢·九针十二原》篇所言:"五脏有六腑,六腑有十二原,十二原出于四关,四关主治五脏。五脏有疾,当取之十二原。十二原者,五脏之所以禀三百六十五节气味也。五脏有疾也,应出十二原。十二原各有所出。明知其原,睹其应,而知五脏之害矣。"可见,当脏腑发生病变时,就会在相应的部位、原穴上出现异常反应(压痛、敏感、电阻改变、温度改变等),诊察原穴的反应变化,结合其他临床体征,即可推断脏腑的病情而取之穴位治疗。此外,除原穴以外,脏腑发生病变时,也常在俞、募穴上出现阳性反应物,如压痛、硬结、感觉敏感、色素沉淀、温度变化等。因此诊察、按压俞、募穴,可结合其他症状判断脏腑疾患。如:《灵枢·背腧》篇说:"欲得而验之,按其处,应在中而痛解,乃其腧也。"说明背俞穴往往是内脏疾患的病理反应点。《难经本义·六十七难》"阴阳经络,气相交贯,脏腑腹背,气相通应",则进一步说明脏腑、经络与俞募穴的关系。俞募二穴可互为诊察,即审募而察俞,察俞而诊募。临床上常常根据腧穴和对应脏腑的相关性,通过观察相应穴位出现的具体变化来判断疾病的病位、病性和病因等。这说明经脉脏腑相关理论已广泛运用于临床,对疾病的诊断、治疗具有独特的作用。

第二节 经络诊断理论的形成与发展

《黄帝内经》是中医学理论体系形成的标志,也是针灸学理论的奠基。其依据"天人合一"、"天人相应"的东方哲学思维,应用"取类比象"、"司外揣内"的疾病诊断指导思想,提出了包含"察候定经"、"寻征定经"、"因时定经"及"审经定性"等方法的"辨经论治"理论体系以指导针灸临床诊疗。这是针灸临床诊疗从察候定经到辨证论治的经验总结,对针灸特色诊疗理论体系的形成奠定了基础。

一、《内经》的经络诊断理论

春秋战国到秦汉时期是中医学也是针灸学理论体系的形成期,《黄帝内经》的问世是其标志。古代医家依据"天人合一"、"天人相应"的东方哲学思维模式,应用"有诸内,必形诸于外"的疾病诊断指导思想,经过长期的临床观察与实践,总结发现了中医针灸学的核心理论"经络学说",并在此基础上,积累形成了内容丰富、独具特色的经络诊断理论。

《内经》奠定了经络诊断的基础思想——辨经论治。辨经论治的内容包含了"察候定经"、"寻征定经"、"因时定经"及"审经定性"等方法。经络循行具有"空间性"和"时间性"的分布特征。在空间上,经络深入浅出、联系机体内外上下,每一条经络皆分布于肢体的一定部位,联系一定的组织器官;在时间上,经络循环灌注、如环无端,寅时自手太阴肺经始,依次流至丑时达足厥阴肝经,如此周而复始,阴阳相贯、流动不息。当机体出现病变,必然会在一定的部位和一定的时间表现出相应的疾病症候和病理体征。因此,从空间(病位)、时间(发病或加重的时间)二维角度,审查病候与经脉的相关性是辨经论治的重要内容。《内经》将不同的病候按十二经脉系统进行分类,根据经络的循行分布、络属脏腑、联系器官、生理功能、病候特点等,总结出疾病的经络归属。《灵枢·经脉》篇记载的十二经脉"是动病"及"所生病"就是对经络病候的高度概括,是经络诊断的基础辨经方法——"察候定经"的重要依据;此外又根据医者对病患进行经络寻查后所得到的病理体征总结出"寻征定经"的实践经验。"因时定经"则是基于《内经》中人身气血周流出入皆有定时的原则,选取发病时间的相应经络进行诊断和治疗,是为后世子午流注理论发展的起源;同时《内经》中也根据疾病由内而外、由浅入深传变至不同经脉所出现的临床症状和体征总结出足六经因时定经的内容,成为东汉张仲景的六经辨证理论发展的奠基。在指导临床诊疗部分,《内经》内记载了许多关于"审经定性"的理论。"审经定性"是参考察候、寻征、因时三种定经法所收集到的病候、体征信息,结合病变经络的功能特性,诊断出疾病的虚实、寒热、表里,进而指导医者采取相应的治疗手段和针刺方法。

在《内经》"辨经论治"思想下所产生的方法体系,完整反映了当时医家在针灸临床诊疗从辨经到论治的宝贵经验总结,为针灸特色诊疗理论体系的形成奠定了基础。

(一)察候定经

察候定经是通过观察询问患者的主观症状,结合经脉主病特点来判断疾病的经脉归属关系的方法。

1. 十二经脉察候定经　察候定经是以临床证候表现为依据的经络诊断方法,其主要依据《灵枢·经脉》篇所载的十二经脉病候:即"是动病"和"所生病"对疾病的临床表现予以初步归经。"是动病"中"是"作"此"讲,指条文所述的这条经脉。而"动"字,张介宾注曰"动,言变也。变则变常而为病。"可见,"是动病"是指所述经脉出现病变时的症状表现。而"所生病"在《内经》中则以"是主某某脉所生病"来论述,如以足少阳胆经为例,其所生病突出了"主骨所生病"进而联系到"诸节皆痛",由此扩大了本经的证治范围。有学者从经脉病候起源的角度,认为所生病是古人将周身体表病变参照经脉体表循行部位加以归纳的结果。此外,除《灵枢·经脉》篇,《内经》的其他篇章中也散在许多补充归经辨证的经络诊断内容,如:经筋、皮部、络脉所产生的病症。这些内容都主要以经络分布特点为依据,突出经络循行的特殊性。具体而言,察候定经可以分成以下四类:

(1) 依据经脉所属脏腑察候定经:脏腑病是经脉病症的重点内容。根据经脉所属脏腑功能的特点,对照有关经脉病候的相关记载,是察候定经的基本方法。如手太阴之脉"上膈属肺,从肺系,横出腋下",因其经脉本属于肺,若其经气不利,则可致肺气宣发肃降失职而病喘咳,正如《灵枢·经脉》所载:"手太阴之脉,是动则病肺胀满,膨膨而喘咳,缺盆中痛,甚则交两手而瞀……咳上气,喘喝。"因此,可将肺失宣降、经气不利的种种表现归入手太阴肺脉之病候;而"气盛有余,则肩背痛,风寒汗出中风……气虚则肩背痛寒"则有助于辨别本经的虚实。

(2) 本经外循于形体、肌表所反映的病候:经脉循行所过部位的经络肢体病症是经脉病候的重要组成部分。根据病变发生的部位,对照经脉循行分布的区域可以有效地进行经络诊断。如手太阴肺经从肺系横出腋下,循行于上肢内侧前缘,下循肘内,从桡骨前廉入寸口,上循鱼际,出大指之端。而《素问·五脏生成》记载:"肺之合,皮也,其荣毛也。"由此可知肺与皮毛相表里,故手太阴肺经病候,既包括经脉循行病候又包括体表皮毛的病候。

(3)本经相关脏腑、器官所反映的病候:除经脉属络的脏腑外,各条经脉都与其他的脏腑官窍有着直接或者间接的联系,这种结构上的联系,必然带来生理功能上的相互关联和病理变化上的相互影响,这为临床察候定经提供了重要参考。如手太阴肺经"起于中焦,下络大肠,还循胃口",若肺之经气变动则肠道失和,胃失和降,中焦滞塞,胃气上逆则呕逆吐涎沫;肠失传导则大便溏泄或大便失禁。故《素问·咳论》云:"肺咳不已,则大肠受之,大肠咳状,咳而遗矢"及《素问·厥论》载:"手太阴厥逆,虚满而咳,善呕沫",皆说明由于肺经经气变动可引起胃肠功能失调。

(4)本经的经筋、络脉所反映的病候:经筋和络脉皆是十二经脉的连属部分。《内经》中关于十二经脉的经筋和络脉病候的论述可作为临证诊断的依据。仍以手太阴为例,《灵枢·经筋》所述:"手太阴经筋起于手大指之上,循大指上行,结于鱼际之后……其病,所过者支转筋痛,其成息贲,胁急,吐血"及《灵枢·经脉》篇所载:"手太阴之别……其病虚则欠呿,小便遗数"等都可以作为诊断和辨证的依据。

2. 奇经八脉察候定经　奇经八脉的循行和辨证虽然直至《难经》才形成系统,但在《内经》中仍有散在各篇的论述,如《素问·骨空论》所载的督脉循行:"督脉者,起于少腹以下骨中央,女子入系廷孔,其孔,溺孔之端也……"其病候为"督脉为病,脊强反折。"以及《灵枢·经脉》:"督脉之别,名曰长强……实则脊强。"。又如同篇中所述"任脉为病,男子内结七疝,女子带下瘕聚……从少腹上冲心而痛,不得前后,为冲疝",皆为奇经八脉的病候辨别提供了一定的依据。

(二)寻征定经

寻征定经是通过观察、循按经脉及其相关部位的客观体征及病理反应,结合经脉循行分布及主病特点来判断疾病的经脉所属关系的诊断方法。

1. 望诊　寻征定经在缺乏高科技检测仪器的古代,观察是人们认识世界最直接的方法。因此,古代医家在临床实践中极重望诊,认为"望而知之谓之神",将望诊列为四诊之首。《灵枢·本脏》篇云:"视其外应,以知其内脏,则知所疾矣。"《灵枢·邪气脏腑病形》篇曰:"见其色,知其病,命曰明"。这些论述都强调了根据疾病的外在表现,推测脏腑气血的盛衰和病候虚实的重要性。经络诊断的望诊寻征定经,即是通过观察经脉循行部位在色泽、形态方面所表现出来的一系列病理变化,来分析病变的经脉归属和寒热虚实属性。通常,黄赤色提示为热证,白色反映寒证,青黑色则为痛证;局部肿胀疼痛为实证,下陷不泽则为虚证。现今我们也统称这些由于脏腑病变,通过经络反映到体表相应部位的种种特异的可见现象为"经络现象"。

(1)望经脉寻征

1)望经脉循行部位所反映的征候:经脉在体表的循行部位是经络之气在机体的布散之处,最能反映经络及其相关脏腑器官的功能状态。因而,经脉循行部位是望经脉寻征诊察的重要区域。以手阳明大肠经为例,《灵枢·经脉》篇记载"大肠手阳明之脉……气盛有余则当脉所过者热肿",这表示经气不畅或痹阻不通可于经脉循行处出现发热肿胀的异常现象。《灵枢·邪气脏腑病形》篇云:"面热者,足阳明病……两跗之上脉竖陷者足阳明病,此胃脉也。"亦指出可根据经脉循行的特定部位发生的病变,来判断是何经之病,并进一步诊断机体内部的疾病。此方法目前也广泛应用于临床诊断,如在手臂内侧前缘出现皮下出血线或丘疹,即归入手太阴肺经,同时也提示可能为呼吸系统的病变。

2)望经脉穴位所在部位所反映的征候:经脉上的腧穴与脏腑有着密不可分的关系。因此望本经穴位,尤其是特定穴所在部位的色泽、形态改变,有助于临床辨经施治。因为机体内部的病理现象通常会在特定穴上表现得最为明显,同时在临床灸刺这些腧穴也往往能收到普通腧穴达不到的效果。虽然《内经》中并无系统性的特定穴望诊定经的内容,但我们却可以从特定穴论治疾病的内容去推导出它们所能反映出的征候。如《灵枢·九针十二原》言:"五脏有疾也,应出十二原,而原各有所出,明知其原,睹其应,而知五脏之害矣。"就强调了特定穴中的原穴在脏腑病变诊断中的重要意义。又如《素问·奇病论》所载"胆虚,气上溢,而口为之苦,治之以胆募、俞",表明胆的募穴和俞穴可用治胆虚证,反之,若胆腑有病变,也能在胆的募穴和俞穴上出现相关的病理表现。

3)望经脉所联系的形体、肌表、组织、器官所反映的征候:经脉循行联通内外,贯穿上下,往往联络多个部位,故通过观察经脉联系的形体、肌表、组织、器官等部位的病候,也能为经络诊断提供参考和借鉴。以足厥阴肝经为例,《灵枢·经脉》篇有言:"足厥阴气绝,则筋缩引卵与舌,厥阴者肝脉也,肝者筋之合也,筋者聚于阴器,而脉络于舌本也,故脉弗荣则筋急,筋急则引舌与卵,故唇青舌卷卵缩则筋先死。"足厥阴属肝,肝主身之筋膜,足厥阴经气衰竭、经气变动,筋失所养,筋脉拘急,在上为舌卷而短,在下为阴囊抽缩等症。在临床上若单见舌卷而短之症状,会联想到与舌相关联的经脉,如脾经"连舌本散舌下"、心经其络脉"系于舌本"、肾经"挟舌本"等,但若同时见到阴缩之病,则必然会从足厥阴肝经去论治。因此,熟悉经脉与身体各部的联系,综合分析病候之间的相关性可以大大提高临床诊断的正确性。诚如宋代医家窦材在《扁鹊心书》中曰:"昔人望而知病者,不过熟其经络故也。"

4)望经脉所属的经筋、络脉所反映的征候:经筋、络脉补充了经脉循行的不足,加强了经脉同机体各个部分之间的联系。经筋病和络脉病候在经络诊断的临床运用中也有重要的参考价值。以手太阳小肠经为例,手太阳之筋起于手小指的上边,结于腕背,上沿前臂内侧结于肱骨内上髁后,向内结于腋下。其分支走肘后部,向上绕肩胛部,沿着颈旁出走足太阳经筋的前方,结于耳后乳突部;分支进入耳中,从颈后直行者出于耳上,向下结于下颌处,上方的连属于眼外角。若出现如手小指侧支撑无力、握拳困难,或从前臂尺侧、肘内侧,沿上臂出现皮疹或肌肉萎缩,即可归入手太阳经筋的征候。而手太阳之络则在腕后五寸处分出,其穴为支正穴,从此向内注入手少阴经;其支脉上行经肘部络于肩部。《灵枢·经脉》言:"手太阳之别……虚则生疣,小如指痂疥,取所别也。"则说明了手太阳经气不足,会在皮肤出现赘生小疣,这也为临床诊断提供了一定的方向。

(2)望络脉寻征:望络脉诊法出自于《灵枢·经脉》篇"凡诊络脉,脉色青则寒且痛,赤则有热。胃中寒,手鱼之络多青矣;胃中有热,鱼际络赤;其鱼黑者,留久痹也;其有赤有黑有青者,寒热气也。凡刺寒热者皆多血络,必间日而一取之,血尽而止,乃调其虚实。其青而短者少气,甚者泻之则闷,闷甚则仆不得言,闷则急坐之也。"由以上记载可知,望络脉是观察人体浅表部位所表现出的阳性体征,根据其颜色明暗、长短和凹凸来判断病邪的寒热、阴阳、虚实、气血之性。通常脉色青紫,主病寒、痛、瘀;脉色红,主热、气;脉短,主少气等。此处所指之络脉与十二经脉中连接表里两经的络脉不完全相同,此处的络脉主要是指浮于皮表可见的血络,也因其位处体表,观察方便,阳性体征明显,可反映出内部机体的气血运行状态,最常用于瘀血体征的诊断。最常见为静脉曲张,其主要治疗方法也以"疏通血络"(放血)为主,如《素问·三部九候论》篇言:"经病者治其经,孙络病者治其孙络血,血病身有痛者治其经络。"

2. 切诊 定经切诊属于中医四诊之一,其概念有广义和狭义两个范畴。广义的切诊泛指医者用手详细触摸诊察病患的身体,以得知疾病的症结所在;狭义的切诊则单指切脉诊察而言,也可简称为脉诊。事实上,脉诊来源于经络理论,是以经络诊察为理论基础,最初是遍身诊法,如"十二经诊法"、"三部九候诊法"等,经过后世不断发展,最后才以"独取寸口脉法"为主。此处的切诊定经取其广义而言。

(1)切脉定经:切脉寻征包括了切寸口脉、人迎脉、趺阳脉和太溪脉。一般以寸口脉诊阴经的虚实,人迎脉诊阳经病证的虚实,趺阳脉诊阳明脉的盛衰,太溪脉诊肾脉的盛衰。《素问·经脉别论》篇所云:"气口成寸,以决死生。"原因在于:一者,寸口是手太阴肺经的动脉,为气血会聚之处,而五脏六腑的气血又通过经络会合于肺,故脏腑病变均可反映于寸口;二者,肺的经脉起于中焦,与脾同属太阴,脾胃为气血生化之源,所以,独取寸口可以诊断全身的病变。狭义的切诊,即手太阴肺经"寸口"的切脉方法即渊源于此。临床上一些危重患者,摸不到"寸口"脉,需兼切"趺阳"、"太溪"脉,以验其胃气、肾气之有无。

而《内经》中主要论述了人迎及寸口脉诊法。《灵枢·终始》描述了正常人脉象的理论依据:"所谓平人者不病,不病者,脉口人迎应四时也,上下相应而俱往来也,六经之脉不结动也。本末之寒温之相守司也,形肉血气必相称也,是谓平人。"指出了寸口脉与人迎脉上下相应,搏动而不结代,并应对四时而变化等是人体健康的标志之一。正常人的脉搏随四季而呈现"春夏人迎微大,秋冬寸口微大"的变化规律。这为知常达变,判断异常脉象提供了依据。《灵枢·终始》和《灵枢·禁服》二篇则介绍了人迎及寸口脉诊法。《灵枢·终始》篇记载:"终始者,经脉为纪,持其脉口人迎,以知阴阳有余不足,平与不平,"说明触摸寸口和人迎部位能够得知人体阴阳气血的太过与不及,及是否处于平和的状态。同时寸口和人迎的脉象,可以反映经脉的盛衰。《灵枢·禁服》篇曰:"人迎大一倍于寸口,病在足少阳;一倍而躁,在手少阳。人迎二倍,病在足太阳;二倍而躁,病在手太阳。人迎三倍,病在足阳明;三倍而躁,病在手阳明。盛则为热,虚则为寒,紧则为痛痹,代则乍甚乍间。盛则泻之,虚则补之,紧痛则取之分肉,代则血络且饮药,陷下则灸之,不盛不虚以经取之,名曰经刺。人迎四倍者,且大且数,名曰溢阳。"明确了通过对比寸口和人迎强弱大小推测疾病部位的方法。

人迎寸口脉诊察是《内经》中记载的主要诊脉方法之一,通过比较人迎与寸口两处的脉动变化和观察人迎、寸口脉的盛衰来诊察疾病并且判断经脉气血的变化。此方法以"阴阳学说"为指导,以经脉为诊察对象,是一种方法较方便、直接用于针灸临床的诊脉方法。作为经脉理论密切相关的一种方法,对指导针灸临床的诊疗意义重大。

(2)经穴触诊定经:经穴触诊定经主要包含两部分,"循经按压"和"穴位按压",是指在一定的经络循行部位或有关的腧穴上利用触扪、按压等方法进行诊察。《灵枢·经水》说:"审切循扪按,视其寒温盛衰而调之"。循经按压所得的异常反应包括循经的疼痛、酸痛、抽痛、麻木、发热、发凉甚至灼热、肿块、结节、条索状等,我们可以根据临床触诊所得到的病理反应,辨别其虚实寒热,进一步采取相应的方法治疗。因此《灵枢·刺节真邪》强调:"用针者,必先察其经络之实虚,切而循之,按而弹之,视其应动者,乃后取之而下之。"

1)循经按压:循经按压是指用拇指指腹沿经脉路线轻轻滑动,进行爪切、扪按,或用拇、食二指沿经络轻轻撮捏,以探索肌肤浅层的异常反应。对肌肉丰厚部位可稍用力,通过按压、揉动以探索肌肉深层的异常变化。如《素问·刺腰痛》篇所记:"循之累累然"(结节状物)、"痛如小锤居其中"(肿块),及《素问·骨空论》篇所载:"坚痛如筋者"(条索状物)均属此类。不同性质的疾病有着不同形式的阳性反应。阳性反应物出现在何经的分布区域,可判定为何经的病变。

2)穴位按压:针灸治疗历来重视对体表经穴的检查。《灵枢·背腧》记载:"欲得而验之,按其处,应在中而痛解,乃其腧也。"即是通过按压经穴痛点,确定其相对特异性,从而明确五脏背俞穴所在。可见,当内脏有病时透过经络的特殊联系作用,便可以在体表的相应腧穴反映出来,通过对这些腧穴的审视或按压等,通过对这些外在表现的分析便可以诊察内脏的疾病。《素问·刺腰痛》篇所记:"在郄中结络如黍米",就是穴处有结节出现的病理反应。此外,还有如压痛、敏感、麻木、迟钝、舒适或皮下组织隆起、结节、凹陷等,这些病理反应尤其在特定穴上体现得最为明显。例如腹募、背俞穴出现阳性反应,常可提示脏腑的病变,即可归入相应的经脉;临床上阑尾炎患者,多在足阳明胃经的上巨虚部位出现压痛点;心脏病变,郄门、阴郄或心俞等穴可有反应;病变在足三阴经的泌尿、生殖系统疾病常可见三阴交穴压痛,等等。目前针灸临床已广泛将穴位按压用于经络诊断之中。

(三)因时定经

因时定经是在天人合一思想的指导下,根据四时阴阳的消长变化,经脉气血时间流注及疾病的传变等规律,通过观察疾病的时间特征来判断疾病的经脉归属关系的方法。

1. 十二经脉因时定经　中医理论认为人与天地相应,自然界四时昼夜的更迭会影响人体内部气血的变化。《素问·六微旨大论》有言:"言天者求之本,言地者求之位,言人者求之气交……天气下降,气流于地;地气上升,气腾于天。故高下相召,升降相因,而变作矣。"气血具有不断变动的特质,而经络作为人体气血运行的通道,也必有特殊的运行规律。《内经》提出经脉具有"寅时自手太阴肺经始,依次流注至丑时达足厥阴肝经"的气血流注规律。经脉气血按照此规律周而复始、阴阳相贯、循环灌注,并且值时而循的经络也具有经气最盛的主导特点。如辰时为胃经值行,若在此刻进食,则有助饮食的受纳腐熟;午时为心经,故此时小睡片刻有助安养心神、滋阴降火。基于这种经脉气血流注的规律,临床遇见复杂的病候时,若能参考其固定发病或病情加重的时间去定经诊疗,同时利用经气应时而盛的特点施以相应的治疗,往往能收到事半功倍的效果。故《素问·八正神明论》强调:"凡刺之法,必候日夜星辰四时八正之气,气定乃刺之",是谓"得天时而调之"。此为后世子午流注理论发展的基础。

2. 足六经因时定经　足六经因时定经的内容主要见于《素问·热论》篇:"伤寒一日,巨阳受之,故头项痛,腰脊强。二日阳明受之,阳明主肉,其脉挟鼻络于目,故身热目疼而鼻干,不得卧也。三日少阳受之,少阳主骨,其脉循胁络于耳,故胸胁痛而耳聋。三阳经络皆受其病而未入于脏者,故可汗而已。四日太阴受之,太阴脉布胃中络于嗌,故腹满而嗌干。五日少阴受之,少阴脉贯肾络于肺,系舌本,故口燥舌干而渴。六日厥阴受之,厥阴脉循阴器而络于肝,故烦满而囊缩。"其他如《素问·厥论》、《素问·刺腰痛》、《素问·刺疟》、《素问·诊要经终论》、《灵枢·终始》和《灵枢·根结》等篇均记载了足六经因时定经的相关内容。足六经因时定经理论结合了经络的时间特性与空间特性,以阴阳为总纲,根据疾病由外向内、由浅入深传变至不同经脉所表现出的不同症状和体征为病候演变的划分依据,此为后世张仲景的六经辨证奠定了理论基础。

（四）审经定性

《素问·缪刺论》云："凡刺之数,先视其经脉,切而从之,审其虚实而调之。""审经定性"是在察候、寻征、因时三种定经法的基础上,结合经络的不同功能特性,进一步诊断出当下疾病的表里、虚实、寒热属性,为医者选穴、施术奠定基础。

1. 审经定虚实　经络的虚实状态是针灸临床实施补泻的主要依据。在《内经》中记载了许多经络虚实状态的诊断方法,如《灵枢·经脉》篇以经络病候的临床表现来辨别其虚实。如:"足阳明之脉……气盛则身以前皆热,其有余于胃,则消谷善饥,溺色黄。气不足则身以前皆寒栗,胃中寒则胀满。"明确指出若见病患出现身体前面各部都发热,多食易饥,尿黄等症,可辨为足阳明经的实证;反之若见身体前面各部都发寒,胃寒胀满等症,则辨为足阳明经的虚证。此外,《素问·通评虚实论》还记载了通过综合参考寸口与尺脉皮肤寒热以辨明虚实的方法,即:"络气不足,经气有余者,脉口热而尺寒也。经虚络满者,尺热满,脉口寒涩也。"

2. 审经定寒热　《灵枢·经脉》篇有言:"凡刺寒热者,皆多血络,必间日而一取之,血尽而止,乃调其虚实。"因此,寒热定性主要用于一般体表可见的络脉诊断,其方法也在该篇中有记载,如:"凡诊络脉,脉色青则寒且痛,赤则有热。胃中寒,手鱼之络多青矣;胃中有热,鱼际络赤;其暴黑者,留久痹也;其有赤有黑有青者,寒热气也……"皆是通过观察皮表的血络以诊断经络寒热的方法。

3. 审经定表里　切人迎寸口脉是《内经》中临床诊断疾病表里性质的常见方法。《灵枢·禁服》篇道:"寸口主中,人迎主外……春夏人迎微大,秋冬寸口微大,如是者名曰平人。"由上述内容可推知,人迎候阳,主外、主表,能反映三阳经的气血状态;寸口候阴,主中、主里,能反映三阴经的气血状态。所以正常人的脉象,在春夏阳气盛,人迎脉会略大于寸口,秋冬阴气盛,则反之。可见,比较人迎寸口脉的状态有助于诊断病变经络的表里位置。

审经定性理论能帮助医者全面收集疾病相关信息,综合判断经络的虚实、寒热、表里性质,以指导医者选用正确的腧穴和手法,使出现异动的经络归于平衡,达到针灸扶正祛邪、平衡阴阳的治疗目的。

《内经》为经络诊断方法学体系的形成奠定了基础。尤其是《灵枢·经脉》篇,是整个针灸理论体系的核心与基础。我们从中不仅可以深刻体会"经脉者,所以能决生死,处百病,调虚实……"的重要性,更可以清晰地触及这个体系的基本架构。此外,《内经》中所记载的经络诊断方法拓展了中医诊察疾病的范围和思路,扩大了诊察方法和手段,为中医针灸临床实践的开展和临床疗效的提高产生了深远的影响。

二、不同时期经络诊断理论的学术特点

（一）春秋战国到秦汉时期

春秋战国到秦汉时期是中医学尤其是针灸学理论体系的形成发展期,以《黄帝内经》的问世为标志,前后分为两个阶段。《内经》成书以前是经络诊断理论形成的积累期,《内经》问世以后是经络诊断理论在其基础上不断完善发展的时期。

成书于春秋时期的《足臂十一脉灸经》和《阴阳十一脉灸经》是我国目前发现最早论述经脉学说的文献,其阐述了十一条经脉的循行、主病及灸法在疾病治疗中的运用。《阴阳十

一脉灸经》共记载了 147 种疾病,并将各脉的病候按致病原因的不同,区分为"是动病"和"所产(生)病"。如《足臂十一脉灸经》云:"臂泰(太)阴温(脉);循筋上兼(廉),以奏(走)臑内,出夜(腋)内兼(廉),之心。其病:心痛,心烦而意(噫)。诸此物者,皆久(灸)臂泰(太)阴温(脉)。"既阐述了经脉循行路线和相关的经脉病候,也指出了灸该经可以治病的方法,这可以看作是经络辨证理论的雏形。

《足臂十一脉灸经》《阴阳十一脉灸经》为《内经》的问世,针灸理论体系的形成提供了坚实的理论基础。尤其是《灵枢·经脉》所记载的经脉"是动病"和"所生病",在很大程度上继承了这两部著作中的内容。

成书于东汉以前的《难经》则进一步阐述和发挥了《内经》的学术思想,并提出了奇经八脉的起止循行和病候,明确了奇经八脉的作用,从而进一步完善了经络诊断的内容。如《难经·二十九难》曰:"奇经之为病,何如? 然:阳维维于阳,阴维维于阴,阴阳不能自相维,则怅然失志,溶溶不能自收持……带之为病,腹满,腰溶溶若坐水中。此奇经八脉之为病也。"这些记载为奇经八脉病候的诊断和辨证提供了重要参考。

东汉末年,张仲景结合临床实践经验,撰写了我国第一部临床专著《伤寒杂病论》。他在《素问·热论》的基础上,以六经论伤寒,以脏腑论杂病,把疾病的发生、发展、传变与经络及其所属脏腑联系起来,作为辨证依据,提出伤寒传变的经络途径及证候变化规律,即六经辨证,开创了把经络理论应用于诊断治疗之中,与临床实践密切结合的先河。所谓六经辨证是将外感热病划分为太阳、阳明、少阳、太阴、少阴、厥阴等六个病理阶段,然后根据各个病理阶段的症状及病机特点,分别列出方证进行治疗。

《伤寒杂病论》创立了中医学的辨证论治思维体系,其中《金匮要略》以整体观为指导思想,以脏腑经络学说为理论依据,认为疾病症候的产生都是整体功能失调,即脏腑经络病理变化的反应。在此基础上首创了脏腑经络诊断方法。即根据脏腑经络病理结合八纲进行病与证相结合的辨证方法,奠定了内伤杂病的辨证基础,并长期有效地指导中医临床实践。

络病理论在此时期也有了初步的发展。《伤寒杂病论》中《脏腑经络先后病脉证》提出,经络受邪,入脏腑是疾病传变的主要途径之一,并认为"适中经络,未流传脏腑,即医治也……"提出了外感热性病及内伤杂病的辨治总纲。《金匮要略》论述了肝着、黄疸、水肿、痹证、虚劳等络脉病证的发生与络脉瘀阻的病机有关,并首创活血化瘀通络法和虫蚁搜剔通络法。如《金匮要略·血痹虚劳病脉证》中大黄䗪虫丸的组方开启了辛温通络、虫药通络之先河。

(二) 晋、隋、唐时期

秦汉以后,中医针灸理论的不断完善和临床实践的不断丰富极大地促进了经络诊断理论和方法的发展。针灸各家在《内经》的基础上,结合个人的临床实践经验及领悟,纷纷提出自己的经络诊断理论,以至于出现秦汉以后百花齐放的局面。晋隋唐时期尤以晋代皇甫谧和王叔和为代表,将脉、证、治结合,发展了经络诊断中脉诊的部分;而隋代则以巢元方的脏腑经络病因病机学说为代表。

晋代皇甫谧的《针灸甲乙经》是我国现存最早的、较全面的一部针灸学专著,书中记载了较多经络学说形成时期的临床治疗经验。在诊断学方面很大程度上继承了《内经》的学术思想,尤重望诊和切诊,切诊又尤重切脉。《甲乙经》以脉象作为突破口,详细论述了生理病理等不同脉象,并对病理脉象成因做出详细的论述。并主张将常见的病态脉象与针灸治则紧密结合,据此推导出疾病所在的经脉并提出针灸治疗大法,为后世针灸临床提供了宝贵的经验借鉴。

西晋王叔和进一步发展了脉诊,其所著《脉经》是我国第一部脉学专著。书中详细记载了辨十二经脉、奇经八脉病证的脉象诊断,如《脉经·卷十》曰:"寸口脉沉着骨,反仰其手乃得之,此肾脉也,动苦少腹痛,腰体酸,癫疾,刺肾俞,入七分,又刺阴维,入五分。"将脉、证、治结合,丰富了经络诊断的脉诊内容。并在《脉经》卷六中,根据《内经》、《难经》、《伤寒杂病论》中的有关内容,对经脉、经别的临床表现特点进行系统的整理与总结。如足厥阴肝经,"是动则病,腰痛不可以仰,丈夫疝,妇人少腹肿,甚则嗌干,面尘,脱色"等。论述全面且详细,在前人基础上,充实了不少内容。《脉经》的内容并非单纯论脉,而是脉证并举,重视辨证与诊断,为后人进一步理解和掌握脉证关系,进行四诊合参奠定了基础,为诊断学的发展做出了突出的贡献。

隋代巢元方的《诸病源候论》则以脏腑经络学说阐述病因病机,明确提出了经脉病、脏腑病,对经络诊断也有了新的发挥。其中最有特色的是对经络病机的分析。他主张将经络病机分为六类:第一类,根据经络的循行来揭示病机;第二类,根据经络的联络功能来揭示病机;第三类,根据经络运行气血的功能来揭示病机;第四类,根据奇经八脉理论来揭示病机;第五类,用络脉理论来揭示病机;第六类,用经筋理论来揭示病机。通过书中的经络病机条文,可以再现经络学说的基本理论体系,包括经络系统的构成、循行分布、生理功能、病理变化、对脏腑表里的联络等。

络脉理论在此时期正处于持续发展状态。《诸病源候论》在分析疾病各种症候成因时引入络脉理论,论述了多种与络脉相关的症候,极大地丰富了络脉学说。如《诸病源候论·虚劳体痛候》曰:"劳伤之人,阴阳俱虚,经络脉涩,血气不利。若遇风邪与正气相搏,逢寒则身体痛,值热则皮肤痒。"治疗可用导引之法,以解络脉。

(三)宋、金、元时期

宋金元时期,各医家对于经络诊断学在理论和临床上都有新的突破和发展。

宋代名医朱肱发挥《内经》理论及仲景学说,进一步论述六经病与经络的关系。认为伤寒邪自外来,首犯经络,不同经络受病,必见不同的症候,根据经络循行、功能、交会可辨病之所在,因此十分推崇经络诊断。如《类证活人书》指出:"……不识经络,触途冥行,不知邪气之所在,往往病在太阳,反攻少阳;证是厥阴,乃和少阳;寒邪未除,真气受毙。"朱肱依经络诊断分析病机曰:"足太阳膀胱之经,从目内眦上头,连于风府,分为四道,下项并正别脉上下六道行于背,与身为经。太阳之经为诸阳主气,或中寒邪,必发热而恶寒,缘头项腰脊,是太阳经所过处,今头项痛,身体痛,腰脊强,其脉尺寸俱浮者,故知太阳经受病也。"这种据经络,依脉证而辨病的见解,给后人以极大的启发。

金元时期,张元素在《珍珠囊》书中创立药物归经理论,认为制方必须"引经报使",才能使药物专入其经而更好地发挥效用。他的"太阳小肠膀胱经病,在上用羌活,在下用黄柏;阳明胃与大肠经病,在上用升麻、白芷,在下用石膏……"等观点,拓宽了经络诊断的应用范畴。其后,李杲的《用药法象》、王好古的《汤液本草》,在此基础上均有发展。朱震亨则在《丹溪心法》中补充了十二经脉病候,滑伯仁在《十四经发挥》中将任督二脉与十二经并论,补充总结了任督二脉病候,进一步充实了经络诊断的内容。

此时期络病理论仍在不断的丰富发展。宋代医家陈自明在《妇人大全良方》提出了治疗妇人邪风久留筋络之法"医风先医血,血行风自灭"。血气不足,风邪入侵,流窜经络,阻碍气血,血络闭阻,以致出现肌肤麻木、半身不遂等症。治疗时从养血行血着手,使脉络通利、血液畅行,则邪风自无可容之地。

朱丹溪在《丹溪心法》中所论诸多病证对络病学说具有极大的理论及临床价值。如胁痛、腰痛等篇论述了瘀血、寒湿阻络,络脉不通,形体失养而发痛证。头痛篇中描述了血虚头痛的病理及治法,并以芎归汤补血活血、疏通络脉治之。

(四)明、清时期

明清时期,医家们对经脉、络脉、脏腑三者在生理、病理上的关联有了更深刻的认识,在临证中把经络诊断与脏腑辨证更为紧密地结合起来。而以清代叶天士"久病入络"学说为代表的络病理论在此时期也获得极大的发展。

明代李时珍在《奇经八脉考》中整理和阐发了奇经八脉的循行、脑穴及病候理论。他对奇经阴阳失调和奇经虚实证的详细论述,至今仍广泛应用于临床。杨继洲的《针灸大成》,总结了16世纪以前的针灸经验,对经络诊断的发展也做出了重要贡献。

明清时期独倡脏腑辨证的代表性医籍是晚清医家江涵敦所著《笔花医镜》。其中就涉及各脏腑所络属的经脉循行所过及其外在的病候表现,使脏腑病证涵盖了经脉病证。例如,谈到肝部病证时不仅论述了肝部本病,还述及肝经病候,"自两胁以下及少腹阴囊之地皆其部位,最易动气作痛,其风又能上至巅顶而痛于头。"即肝病的部分病证循肝经所过而发,故肝部疾病常见胁痛、头痛、腹痛、小腹痛、疝气等,并可以此作为肝病的辨证依据。为《内经》之后,将经络辨证、脏腑辨证更紧密地结合在一起,对于脏腑、经络二者内在关联又有了更深入的认识与发挥。

清代是络病理论发展的鼎盛时期,喻昌、叶天士、王清任、林佩琴等人均是络脉理论的倡导者和实践者,尤其以叶天士的"久病入络"说为代表,并集大成于《临证指南医案》,对后世产生了极大影响。不仅在理论上深化了《内经》《难经》的脏象经络学说,而且在临床上丰富了络病辨证、脏腑辨证的内容,久验于临床而不衰。如《临证指南医案》言病邪"乃由经脉继及络脉,大凡经主气,络主血,久病血瘀"、"初病气结在经,久则伤血入络",表明叶天士已经认识到,人体络脉亦存在于人体深处,病邪的深层传变还可由经入络。正是由于人体内部脏腑、络脉在生理结构、病邪传变的特殊关联,络病辨证的一项重要内容就是辨脏腑,要分清其病在何脏何腑。叶天士对络病的辨证论治以脏腑络病为主,在明辨所属脏腑的同时,详辨其虚、实、寒、热、风、湿、痰饮、血瘀等不同证型。尤其关于脏腑络病虚证的诊断治疗方法是对《内经》的重要补充。

吴鞠通在《吴鞠通医案》一书中也广泛述及诸脏腑络病。认为"肝主血络,亦主血,故治肝者必治络";"肝郁胁痛,病名肝着,治在肝经之络";"肝郁胁痛,乃肝络中有瘀血"等。对肝之络病的认识尤有心得。

叶天士还发挥了奇经辨证。认为奇经为病多与肝肾久损有关,他说:"医当分经别络,肝肾下病,必留连及奇经八脉,不知此旨,宜乎无功。"强调奇经八脉失司不固的病证需以调补肝肾为总的治法。

总之,明清时期医家不仅继承了《内经》以来脏腑经络密切关联的整体观用于临床的辨证论治,从五脏六腑、十二经脉分析病证,而且还发挥了络脉、奇经八脉理论,将脏腑、十二经、奇经八脉与络脉结合起来,用于杂病证治,补充前人之所未备。因此,该时期的经络诊断与脏腑辨证不但相互为用,而且结合得更加深入细密,辨证内容更为丰富。

(五) 现代的发展

新中国成立后,随着针灸事业的发展,针灸基础理论及经络研究日益深入,以经络腧穴客观化研究为代表的科学研究,为经络诊断积累了丰富的科研资料,以现代化电子器械的投入使用为特点,初步建立了通过皮肤电阻、压痛等现代理化手段进行经络穴位客观化检测的方法。

近年来,随着科学技术的进步,现代生物医学的发展,人类对自身形态结构和生命过程的认识不断深化,国内外学者在各个科学领域内用不同的手段和方法在经络诊断方面进行了深入的研究。目前,常用的经络腧穴诊断方法有望诊法、触诊法、电学、热学、光学、磁学测定法等,经络仪器诊断为丰富和指导经络腧穴诊断的临床应用提供了新的思路和方法。如通过仪器检测穴位导电量、伏安曲线、生物电阻抗、经穴皮肤光学测量等,获得相应客观指标,使经络诊断的方法更加科学化、规范化。

综上所述,经络诊断是在长期临床实践基础上不断完善和发展起来的独特诊断方法。经络诊断通过诊察经络体系的变动来确定病位,根据病位之所在,经络之所行,脏腑之所属,结合病因病机,全面进行辨证论治。其在中医针灸临床中的独特优势是其他诊断方法所无法取代的。

第三节　经络的病候特点及发展

正常的经络状态需符合"经脉气血调畅"及"阴平阳秘"两个条件。当人体内部出现病变,经络的阴阳气血失去平衡而出现经气的变动,在外就会表现出相应的病候。历代医家通过长期的临床观察与实践,对这些经络病候不断进行整理、补充、发展和完善,积累了大量的临床经验,成为经脉诊断辨证的重要参考和经络诊断理论的主要内容。

一、十二经脉的病候特点及发展

(一) 十二经脉的病候特点

十二经脉是经络系统的主体,是人体气血运行的主要通道,由手足三阴经、手足三阳经组成,也称为"十二正经"。《灵枢·本脏》篇云:"经脉者,所以行血气而营阴阳,濡筋骨,利关节者也。"其脉深可入体腔,连属于五脏六腑;浅可出体表,联络于皮毛筋骨。《内经》中揭示的正常经络状态需要有经脉气血调畅、阴平阳秘的特点。然当十二经脉的经气出现变动、失去平衡时,则会出现一系列的经脉病候,诚如《灵枢·经别》篇云:"夫十二经脉者,人之所以生,病之所以成,人之所以治,病之所以起。"《灵枢·经脉》篇中"是动、所生病"所概括的十二经脉病候论述一直是十二经脉理论中的主要内容,更是经脉理论的重要组成部分,时至今日仍主导着针灸临床的辨经用穴。虽然关于"是动病"、"所生病"的真正内涵,古往今来一直颇有争议,但对于经脉病候的认识皆是以经脉循行为基础。十二经脉内属腑脏、外络肢节,经脉病变,可以影响所属络的脏腑,脏腑病变又可影响其联络的经脉循行病候和相关脏腑组织器官病候。故十二经脉的病候特点可从本经属络脏腑病候和经脉循行及相关组织器官病候三部分来进行阐述,分述如下(原文引用均出自《灵枢》):

1. 病候与本经属络脏腑相关　《灵枢·经脉》篇中十二经脉病候具有明显的属络脏腑归属性，反映了其经脉脏腑主病的范围和特点。如根据手太阴经病候在《灵枢·经脉》篇阐述为："肺胀满，膨膨而喘咳；咳，上气，喘；少气不足以息"，可知手太阴经病候与其属脏腑——肺密切相关，咳嗽，气急，喘息等病候表现也均为肺系病症。此外，如手阳明经"肠中切痛而鸣濯濯；冬日重感于寒即泄，当脐而痛，不能久立，与胃同候"之大肠系病症；足阳明经"贲响腹胀；其余于胃，则消谷善饥；气不足；胃中寒则胀满"之胃系病症；足太阳经"小腹偏肿而痛，以手按之，即欲小便而不得"之膀胱系病症等，都显示十二经脉为病皆有各自属络脏腑的病候特点。

2. 病候与本经循行部位相关　《灵枢·本脏》篇言：经脉"行气血而营阴阳，濡筋骨，利关节"。十二经脉作为人体气血输布的主要通道，当气血濡利不及其循行所过时，即会出现本经循行部位的相关病候。如手太阴"下臂臑内，行少阴、心主之前，下肘中，循臂内上骨下廉"而主"臑臂内前廉痛厥"；足太阴"连舌本，散舌下"而主"舌本强，舌本痛"；手少阴"从心系，上挟咽，系目系"而主"嗌干，心痛，目黄"；足少阳"起于目锐眦，上抵头角，下耳后"而主"头痛，颔痛，目锐眦痛"等。由此可见，十二经脉为病均可在其循行部位上体现本经病候特点。

3. 多伴有相关脏腑组织、器官病候　十二经脉为病除本经属络脏腑及循行部位体现相关病候特点外，还可表现出相关脏腑组织器官的病候特征。如肺经所致"小便数而欠；溺色变"；胃经所现"闻木声则惕然而惊，心欲动，独闭户塞牖而处，甚则欲上高而歌，弃衣而走"；肾经所见"烦心，心痛，黄疸"等，显然，上述病症均非本经属络脏腑及循行部位病候范畴，而是本经相关脏腑组织及器官的病候特点，也有部分学者认为此为本经病变传及他经所致，但仍有待商榷。

（二）十二经脉病候的发展

1. 起源与成形　关于十二经脉病候的记载最早可追溯至简帛医书时期。以足阳明胃经为例，1973年出土的马王堆帛书《足臂十一脉灸经》中便以"足阳明脉：循胻中，上贯膝中……其病：病足中指废……胻痛，膝中肿，腹肿……颜寒。诸病此物者，皆灸阳明脉"的形式记述。同时出土的《阴阳十一脉灸经》病候记述形式则为"是动则病……其所产病……"

在标志经脉理论成熟的《灵枢·经脉》篇中则表述为"是动则病……是主某所生病……"原文如是："胃足阳明之脉……是动则病洒洒振寒，善呻，数欠，颜黑，病至则恶人与火，闻木声则惕然而惊，心欲动……是为骭厥。是主血所生病者，狂疟温淫，汗出……为此诸病……"自此"是动病、所生病"便成了十二经脉病候的表述形式。

《难经》最早对《灵枢·经脉》篇所述"是动、所生病"作出注解，《难经·二十二难》曰："经言脉有是动，有所生病，一脉变为二病者，何也？然，经言是动也，气也，所生病者，血也……气留而不行者，为气先病；血壅而不濡者，为血后病也，故先为是动，后所生也。"首次明确地将十二经脉病候分为气病和血病，气病在先、血病在后，新病在气，久病在血。《难经》继承《灵枢·经脉》篇的经脉病候理论并有所发展，其所注十二经脉病候特点成为后世医家研究经脉辨证领域的知识渊薮。但其气病血病论观点的合理性则颇有争议。虽后世注家出于对《难经》的尊崇，大多简言附和，但提出异议者也不乏其人。元·滑寿提出："然邪亦有只在气，亦有径在血者，又不可以先后拘也。"明·马莳则认为："今详本篇（此指《灵枢·经脉》篇）前后辞义,分明不以所动属气、所生属血,乃《难经》之臆说耳。"明·张介宾同样直接指出:"其所生病,本各有所主。非以气血二字统言十二经者也。《难经》之言,似非经旨。"

2. 发展与完善　东汉时期,医圣张仲景勤求古训,博采众方,编就《伤寒杂病论》。其继承《内经》学术思想,旁参十二经脉病候,结合自身治疗多种外感疾病的临床经验,在《素问·热论》六经分证的基础上创立了六经辨证。同样以足阳明胃经为例,其病候特点有"腹胀","狂症温淫,汗出……气盛则以前热,其有余于胃则消谷善饥,溺,色黄。"阳明主里,阳明病主燥热之化,多表现为阳气偏亢邪热极盛的证候。仲景依《灵枢·经脉》篇病候为据,把阳明病提纲定做"胃家实是也",并在此基础上增加了便秘,腹满痛,脉浮滑洪数或沉实有力,即组成阳明经证和腑证的证候群。使阳明病变表现较之《灵枢·经脉》篇病候更趋于完善。仲景六经辨证的提出充实了十二经脉病候的内容,使外感疾病的辨经治疗向着更切合临床实际的方向发展。

唐朝杨玄操认为:"邪中于阳,阳为气,故气先病,阳气在外故也;若在阳不治,则入于阴中,阴为血,故为血后病,血在内故也。"明·张世贤认为:"血为荣,气为卫。荣行脉中,卫行脉外,邪由外入,先气而后血。"此气血先后阴阳营卫说仍宗《难经》之意,只是在其基础上补充推演,亦未被后世广泛接受。

明代张景岳以运气学说为指导,用"常"和"变"来解释"是动"与"所生"。认为"是动病"讲的是变化规律,即一个脏腑在正常的功能常态下按照怎样的规律而产生病理变态。在其代表作《类经》十二经病中谈到:"动,言变也,变则变常而为病也。如阴阳应象大论曰:在变动为握为哕之类,即此之谓。"

清代张志聪《灵枢集注》言:"是动者,病在三阴三阳之气,而动见于人迎气口,病在气而不在经……所生者,谓十二经脉乃脏腑之所生,脏腑之病外见于经证也,夫是动者病因于外,所生者病因于内……有因于外而及于内者,有因于内而及于外者。"提出内因外因学说,此学说能够解释少部分经络的"是动、所生"病,但难以体现《灵枢·经脉》篇的原意,认知度较低。

清代徐大椿《难经经释》言:"经脉篇是动诸病,乃本经之病;所生诸病,则以类推而旁及他经者。"徐氏本经他经说完全摒弃了《难经》"气血先后"的论点,但后世医家细究《灵枢·经脉》篇原文,即知徐氏所说与原文旨要不无矛盾。近人张山雷便认为徐氏之说"亦未必是。"

明初张山雷《难经汇注笺正》云:"细绎经脉篇全文,大抵各经为病,多在本经循行所过之部位,而间亦有关于本脏腑者。"张氏同时也指出:"《难经》是条,特为分别气血两层,恐是臆见,不可拘执。"但其对"是动、所生病"却终未作出明确解释。

纵观历代医家对"是动、所生病"的理解,虽众说纷纭,但多不出《难经》"一脉辄变为二病"说。当代学者对此问题也进行了深入的研究,借助出土帛书的宝贵原始文献,提出了一些新的观点。如,李锄认为"是动、所生"基本上是证候与疾病之分。"是动"内容是证,而"所生"则为病,两者均对相关经脉脏腑而言,王居易、阎庆军则认为"是动"是指经脉异常变动所产生的病候,"所生"是指本经脉(包括腧穴)主治的病候。他们认为把经脉病候内容分为"是动"、"所生"两部分,较好地揭示了经脉反映疾病和治疗疾病的两种作用。沈德凯认为"是动、所生"很像现代所观察的某些病理性经络现象症候群。"是动"病主要描述了所患有的躯体性疾病,记述存在高级中枢疾患。"所生"病主要描述疾病进一步发展而产生的病理性经络现象和病灶始发点,以及情感障碍和内脏危象。此外,李今庸从文献研究角度指出并不存在近两千年来误读的所谓"是动、所生"的相对之文,通过对比《素问·脉解》、《素问·阳明脉解》所释的经脉病候与《灵枢·经脉》篇的病候内容,发现前二者内容同于后者的"是动"病候。认为"是动则病"为各条经脉病候的起句,而"是主某所生病"为结语。结语后的文字为所加的注语而被混入正文。

石学敏院士提出:十二经脉独有的病候体系,一直以其"与经络循行息息相关,真实再现发病证候,指导临床确具卓效"三大特点成为针灸学科的奠基理论,着称于中外医学界之林。然由于年代久远,文意古奥,虽经历代医学从不同的师承传授和各自的医疗实践出发对十二经病候进行多方面的疏注校释,但其玄冥幽微之处仍所在甚多。他认为:"是动、所生"是一个广义的概念,是对于十二经脉及其相联属脏腑在生理转变为病理时所产的各种症状、体征、传变和转归的综合记述。"是动"病多为外因诱发,发病较急,病位在外在表,多为正盛邪实,多为阳热实证,预后较好,而"所生"病则相反。同时他还倡导:"在针灸已成为世界医学一个组成部分的今天,作为针灸的祖国——中国的针灸工作者,应该对十二经病候有一个确切而完整的概念,还《灵枢》经旨以本来面目,赋历代认识以新内容。"

二、奇经八脉的病候特点及发展

(一)奇经八脉的病候特点

奇经八脉是督脉、任脉、冲脉、带脉、阳维脉、阴维脉、阴跷脉、阳跷脉的总称。奇经八脉因其在起止循行路线和脏腑器官联系上差别较大,奇经病候常具有见症繁多,病情复杂,一症多因等特点。以下逐经分述:

1. 督脉病候特点　主要体现为所过部位不适及相关内脏功能失调的病候特点。临床表现为腰脊强痛、头痛头重及髓海不足所致脑转耳鸣、眩晕、目无所见、懈怠、嗜睡等。如《内经》所载"脊强;头重;脊强而厥"之病候,即因督脉过脊入脑,为病而现腰脊胀痛、头重不利等;而"脑转耳鸣;目风、眼寒"等病候,则为督脉相关脑、髓功能失调而致。

2. 任脉病候特点　任脉为病是以任脉失调和生殖功能障碍为特征的综合病候,《素问·骨空论》云:"任脉为病,男子内结七疝,女子带下瘕聚。"在《内经》之后的典籍中,亦存在不少相关论述。《难经·二十九难》言:"任之为病,其内苦结,男子为七疝,女子为瘕聚。"除表现为生殖功能障碍外,亦因任脉失调而致腹内气机滞结不畅,临床表现为小便不利,痔疾或痞块,积聚等病症。

3. 冲脉病候特点　冲脉为病常表现为冲气逆急,循行部位不适以及妇女经带胎产诸疾,如月经失调、闭经、崩漏、不孕、妊娠恶阻、胎漏、小产及产后恶露不绝等。《素问·骨空论》云:"冲脉为病,逆气里急"。即冲脉发生病变,则有气逆上冲,腹中拘急疼痛等表现。后世叶天士提出"血海者,即冲脉也,男子藏精,女子系胞,不孕,经不调,冲脉病也。"强调女子不孕及月经不调和冲脉密切相关,冲脉在妇科疾病的发生和诊治中具有重要作用。

4. 带脉病候特点　带脉有损则固束无力,纵行诸经脉气不举。临床病症以腰部弛缓无力如坐水中、腰酸腹痛、腹胀满、下肢不用、生殖功能障碍为主。《难经》云："带之为病,腹满,腰溶溶若坐水中"。即带脉为病,腹部胀满,腰部迟缓无力寒冷如坐在水中;《素问·痿论》云："故阳明虚则宗筋纵,带脉不引,故足痿不用也。"阳明经气血不足则宗筋失养而弛缓,带脉也不能收引诸脉,就使两足痿弱失去作用;《脉经·上足三阴脉》言："带脉苦少腹痛引命门,女子月水不来,绝继复下止,阴辟寒,令人无子,男子苦少腹拘急,或失精也。"认为带脉之气的变动会表现为少腹疼痛牵引命门穴,在女性则表现为闭经、不孕等;在男子则为少腹部牵引挛急不适或者遗精、滑精等问题。

5. 跷脉病候特点　跷脉为病以跷脉阴阳失调为主要病理特点,以下肢运动不利、睡眠失常为临床特征。阴跷脉气失调,会出现肢体外侧的肌肉弛缓而内侧拘急,反之阳跷脉气失调会出现肢体内侧的肌肉弛缓而外侧拘急。即《难经·二十九难》所言:"阴跷为病,阳缓而阴急,阳跷为病,阴缓而阳急"。而在《灵枢·大惑论》中认为,卫气在人体的阳分处于盛满状态,相应的阳跷脉就偏盛,则"目不得瞑"而不能入睡,若卫气滞留于阴分使阴气偏盛,阴跷脉随之而盛满,即"病目而不得视",故闭目而不欲视物。

6. 维脉病候特点　维脉发生病变以营血失调,维脉失系为病候特点。《难经·二十九难》中阐释维脉病候为:"阴阳不能自相维,则怅然失志,溶溶不能自收持,阳维为病苦寒热,阴维为病苦心痛"。阳维脉起于诸阳会,由外踝而上行于卫分,故阳维脉受邪,可见发热、恶寒;阴维脉起于诸阴交,由内踝而上行于营分,故阴维脉受邪,则见心痛。若二脉不能相互维系,阴阳失调,阳气耗伤则倦息无力、精神恍惚,不由自主。

（二）奇经八脉病候的发展

1. 起源与成形　有关奇经八脉的理论最早散见于《黄帝内经》。《内经》各篇中分散记载了"奇经六脉"（无阴维、阳维二脉）的主要病候,其对各奇脉病候的论述构成了较全面的基础体系,为奇经八脉理论奠定了基础。以冲脉为例,《灵枢·百病始生》言:"虚邪中人,其着于伏冲之脉者,揣之应手而动,发手则热气下于两股,如汤沃之状。"在《素问·举痛论》中曰:"寒气客于冲脉,冲脉起于关元,随腹直上,寒气客脉则脉不通,脉不通则气因之,故喘动应手矣。"

《难经》标志着奇经八脉理论的基本成形,其在《内经》基础上增补了阴维、阳维二脉,正式提出了"奇经八脉"概念,并增加相关循行、病候的论述,给后世学习、运用奇经八脉理论奠定了基础。

东汉·张仲景著《伤寒杂病论》、《金匮要略》,率先论述了有关奇经八脉为病的辨证治疗。如释督脉之"脊强"言:"脊强者,五痉之总名,其症卒口噤,背反张而瘛疭"。另对冲脉为病表现的"逆气里急"立奔豚汤,开拓了治冲之法,仲景将《内经》与《难经》中有关奇经八脉理论,验之于临床实践,为奇经八脉理论与临床实践相结合以直接启迪。

2. 发展与完善　晋代王叔和在《脉经》中对奇经的病候结合脉象着力论述,如对督脉论曰:"脉来中央浮,直上下动者,督脉也,动苦腰背膝寒"。论两维脉曰:"寸口脉从少阳斜至太阳是阳维脉也,动苦肌肉痹痒,皮肤痛,下部不仁,汗出而寒,又苦癫仆羊鸣,手足相引,甚者失音不能言";为奇经八脉学说的临床运用增添了新的内容。

隋朝巢元方等人编撰的《诸病源候论》明确指出冲任与妇人的关系,对月经病的产生认为"妇人月水不调……伤冲脉任脉,故月水乍多乍少为不调也";漏胞下血乃"冲任气虚,则胞内泄漏,不能制其经血",并把调摄冲任作为治疗的关键,从而奠定了冲任学说在妇科疾病诊治中的地位。

宋代陈自明在《妇人良方·引博济方论》中指出"故妇人病有三十六种,皆由冲任劳损而致",将冲任学说作为诊断妇科疾病的纲领,书中论及月经与乳汁分泌的关系:"乳汁资于冲任,若妇人疾在冲任,乳少而色黄者,生子则怯弱多疾"。

元代滑寿所著《十四经发挥》对奇经八脉的循行、病候进行了认真的考证、阐释,并进行了一定的发挥。书中详细阐述了任、督二脉的相关内容,强调了任督两脉的重要性,认为任脉为"阴脉之海",督脉为"阳脉之海";同时认为"任与督,一源而二歧,夫人身之有任督,犹天地之有子午也"。

明代李时珍所撰《奇经八脉考》是唯一论述奇经八脉之专著,强调了奇经八脉对于诊病的重要性。在奇经理论临床运用方面,李时珍对前贤诸说进行了总结和发挥,开拓了奇经论治的新领域,使奇经证治有了初步的规范。对奇经八脉理论在针灸方药等方面的运用做出了重大的贡献。

在继承前人的基础上,清代叶天士将奇经八脉学说广泛运用于内科、妇科、针灸的治疗,其《临证指南医案》言"凡冲气攻痛,从背而上者系,督脉为病,治在少阴,从腹而上者,治在厥阴",认为奇经病根源多责之于下焦肝肾亏损。

清代的其他医家,如徐灵胎、傅青主等对奇经八脉病候特点的发展也各有建树。徐灵胎在评述《临证指南医案》中提到:"妇人之疾,除经带之外,与男子同治,而经带之疾,全属冲任",提出冲任两脉是妇科治病的纲领。傅山在其所著《傅青主女科》中论述血海太热血崩证时指出"血海者,冲脉也,冲脉太寒而血即亏,冲脉太热而血即沸,血崩之病,正冲脉之太热也"。

近现代诸家对奇经八脉理论继续深入研究及发挥。张锡纯对冲脉病的治疗经验相当丰富,在其所著《医学衷中参西录》中设专题讨论"冲气上冲之病因、病状、病脉及治法"。近代的浙江省中医名家叶熙春和当代著名中医妇科名家裘笑梅都擅长运用奇经理论进行临床诊治,给我们留下了许多临床运用奇经理论的成功范例。

三、络脉的病候特点及发展

(一) 络脉的病候特点

络脉是经脉支横别出的分支部分的统称,《勉学堂针灸集成》云:"十五络之络,乃阴经别走阳经,阳经别走阴经,而横贯两经之间,所谓支而横者为络是也。"有别络、孙络、浮络之分。络脉网络全身,其分布显示出广泛性、复杂性和多维性,因而具有沟通内外表里、渗濡灌输的生理功能。络脉是气血运行的通道,也是病邪侵入的路径,由各种因素而导致络脉痹阻,气血运行不畅的一类病变症候通称为络病。络病泛指发生于以络脉为主要病位、以络脉的功能和(或)形质改变为主要病机的一类疾病。络脉的病候特点与其生理功能及气血循行特点密切相关,具体如下:

1. 多与本经经脉病候关系密切　十二经脉的病候以经脉循行及归属脏腑为主要依据,而络脉病候与本经的经脉病候关系密切,体现其经脉的病候特点和主治范围。如举止失常、神志狂乱等神志病为足阳明胃经之主治,相应络病主病中足阳明"实则狂癫";如下齿痛等头面五官疾患乃手阳明大肠经之主治,相应络病主病中手阳明"实则龋……虚则齿寒……"如少腹、前阴病乃足厥阴肝经之主治,相应络病主病中足厥阴"睾肿卒疝";足太阴络所主之"霍乱"、足少阴络所主之"闭癃",为其表里经脉、脏腑的主病范围;足少阳络主病中"虚则痿,坐不能起",虽不见于其本经主治之肝胆病、胸胁病等,但足六经主病特点中少阳为"枢折即骨繇而不安于地,故骨繇者取之少阳……骨繇者节缓而不收也"(《灵枢·根结》),《素问·厥论》篇所列经脉病候中足少阳有"骨行不可以运"、"机关不利,机关不利者,腰不可以行"等,都与下肢及关节不用有关。体现足少阳络主病可对其经脉主病的进一步补充。足厥阴、足阳明之络脉亦可体现其对本经所主病证的补充。

2. 易滞易瘀,易入难出,易积成形 络病存于新病、久病中具有不同的特点。新病多为外邪入侵皮部阳络所致,由于其病程短,病势较轻,临床预后转归较好;而邪入阴络的久病,较之伤寒六经病变和一般的内科杂病,表现出与络脉生理结构和气血循行特点相关的病机特点,即易滞易瘀,易入难出,易积成形。《素问·举痛论》说:"寒气客于小肠膜原之间,络血之中,血泣不得注于大经,血气稽留不得行,故宿昔而成积矣。"明确指出久病络气郁滞,气化失常,气血津液无法正常渗灌,凝滞为瘀。叶天士《临证指南医案》所言"初为气结在经,久则血伤入络",与其力倡的"久病入络","久痛入络"之说,均体现易滞易瘀的发病特点;张聿青明确指出"横者为络,邪既入络,易入难出,势不能脱然无累",体现邪入脏腑之阴络,胶痼难愈,病邪易入难出的病机特点。

(二) 络脉病候的发展

1. 起源与成形 络脉及络病理论肇始于春秋战国时期的《黄帝内经》。书中首次提出"络"的概念:"诸脉之浮而常见者,皆络脉也"。该书出现了一系列以络为中心的提法,如鱼络、大络、孙络、浮络、脏腑之络、血络、气络、阴络、阳络、脑络及结络等,奠定了络脉与络病的理论基础,络脉病理变化初见雏形。如,《素问·百病始生》篇曰:"是故虚邪之中人也,始于皮肤……留而不去,则传入于络脉,在络之时,痛于肌肉,其痛之时息,大经乃成,留而不去,传舍于经……稽留而不去,息而成积,或着孙络,或着络脉",论述了络脉的生理功能和病理变化,为络脉理论的发展奠定了一定的基础。《素问·调经论》篇云:"风雨之伤人也,先客于皮肤,传入于孙脉,孙脉满则传入于络脉,络脉满则传入于经脉。"明确指出六淫之邪首犯络脉,进而传入经脉的病变过程,是"新病入络"理论的雏形。而《素问·痹论》言其"病久入深,营卫之行涩,经络时疏,故不通",论述的则是"久病入络"的观点。《灵枢·百病始生》同样指出:"卒然多食饮则肠满,起居不节,用力过度,则络脉伤,阳络伤则血外溢,血外溢则衄血,阴络伤则血内溢,血内溢则后血。"说明邪气剽悍滑利,客于络,络脉损伤,渗濡灌注受损,与血相搏结,凝滞不畅,发为络病。

汉代张仲景汲取《内经》、《难经》之精华,著述《伤寒杂病论》一书。书中论述了部分络脉病证及有关病证的病机、治法及方药,络脉证治的概念浮现于世。《伤寒论·脏腑经络先后病脉证》提出经络受邪,入脏腑是疾病传变的主要途径之一,并认为"适中经络,未流传脏腑,即医治也……"提出了外感热性病及内伤杂病的辨治总纲。《伤寒论·辨阳明病脉证并治》第202条:"阳明病,口燥,但欲漱水,不欲咽者,此必衄。"阳明乃多气多血之经,热邪侵犯,伤及血络,迫血妄行而见鼻衄。《金匮要略》论述了积聚、黄疸、水肿、血痹、虚劳等络脉病证的发生与络脉瘀阻的病机有关,并首创活血化瘀通络法和虫蚁搜剔通络法等针对络脉病证的治疗法则。《金匮要略·妇人妊娠病脉证并治》中论及的癥病,均是由于络脉瘀阻,治疗取桂枝茯苓丸消瘀化癥。这为后世医家选用活血化瘀通络法治疗络脉瘀阻提供宝贵经验。《金匮要略·中风历节病脉证并治》云:"浮者血虚,络脉空虚";"邪在于络,肌肤不仁"。均提示平素气血亏虚,络脉空虚,外邪乘虚停留,阴血滞涩络脉,脉管不畅,营血不通,肌肤失于濡养而出现麻木。治疗推崇以黄芪桂枝五物汤振奋阳气,温通血脉,调畅营卫。这为后世医家从"虚"论治络病提供了思路与依据。

2. 发展与完善 巢元方《诸病源候论》在分析疾病各种症候成因时引入络脉理论,论述了多种与络脉相关的症候,极大地丰富了络脉学说。如书中《虚劳病诸候上·虚劳体痛候》篇曰:"劳伤之人,阴阳俱虚,经络脉涩,血气不利。若遇风邪与正气相搏,逢寒则身体痛,值热则皮肤痒。"提出内伤之由为经络脉涩,加外感之因或致病,并提出治疗可用导引之法,以解络脉,脉通则病去。

"医风先医血,血行风自灭"(《妇人大全良方·卷之三·妇人贼风偏枯方论第八》)为宋代医家陈自明治疗妇人邪风久留筋络之法。他提出血气不足,风邪入侵,流窜经络,阻碍气血,使血络闭阻,以致出现肌肤麻木、半身不遂等症。治疗时从养血行血着手,令脉络通利、血液畅行,则邪风自无可容之地。

朱丹溪在《丹溪心法》中所论诸多病证与络病有关,相关学说很有理论和临床价值。如胁痛、腰痛等篇论述了瘀血阻络、寒湿阻络、络脉不通而发痛证。

清代名医叶天士对络病学说贡献巨大,在传承发扬前人成果的基础上,将"络"运用到内伤杂病的病理阐释当中,创造性地提出了"久病入络"和"久痛入络"的观点。他认为"初为气结在经,久则血伤入络","乃由经脉继及络脉"(《临证指南医案·积聚》),从全新的角度揭示了一般疾病由浅入深、由气及血的演变规律,总以络脉阻滞为特点,其主要病变为络中气滞、血瘀或痰阻,并创立了辛味通络诸法,从而形成了较系统的络病理论,堪称是络病学说的集大成者。《临证指南医案·诸痛》记载:"络中气血,虚实寒热,稍有留邪,皆能致痛","久痛必入于络",叶氏将其归因为络中气滞瘀阻或血气不足兼有流痰。《临证指南医案·积聚》论及"着而不移,为阴邪聚络",认为包块多是气郁血结津凝致络痹日久而逐渐形成的。"百日久恙,血络必伤",叶氏的络病理论强调一个"久"字,其通络法开启了新的辨证思路和用药规律,对后世影响深远。

明清医家喻嘉言所著《医门法律·络脉论》提出"若营气自内所生诸病,为血、为气、为痰饮、为积聚,种种有形,势不能出于络外。"认为络脉内生有形之邪,蓄积于内,不能畅达,发为瘀血、痰饮、积聚之类病证,主张用砭射刺络及内服引经透络药来治疗邪客络脉病证。该书认识到络脉病候的重要性,但当时对其还没有完备的阐述。

程国彭所著《医学心悟·痹》提出"通则不痛,痛则不通"的著名论断,并以温经散寒除湿、养血祛风、活血通络之法治之。细研组方特色,以通络为首要治则,络脉通,气血和,风寒湿除,则邪去痹痛自止。

周学海所著《读医随笔·虚实补泻论》言:"又叶天士谓久病必治络。其说谓病久气血推行不利,血络之中必有瘀凝,故致病气缠延不去,必疏其络而病气可尽也。"进一步体现了叶氏"久病入络"之说,治疗以疏通血络,通畅气血为法。

王清任在《医林改错》中将补气与活血通络法相结合,并创立名方补阳还五汤(《医林改错·瘫痿论》），气充而血旺，活血而不伤正，共奏益气活血通络之功。此方为后世中风后遗症络脉瘀阻证治之代表方。

当代，王永炎院士初步探讨病络与络病内涵的异同，在久病入络理论基础上，提出"毒损脑络"学说，强调毒邪损伤在脑血管疾病当中的重要性。张伯礼院士认为微循环障碍可能是"久病入络"的病理实质。吴以岭教授提出络病理论框架"三维立体网络系统"，阐释络病基本病变及特点，阐发络病证候和脏腑络病辨证论治。

四、经筋的病候特点及发展

（一）经筋的病候特点

十二经筋，是指与十二经脉相应的筋肉部分，其分布范围与十二经脉大体一致。"筋"，《说文》解作"肉之力也"，意指能产生力量的肌肉；而"腱"是"筋之本"，是筋附着于骨骼的部分。全身筋肉按经络分布部位同样分成手足三阴三阳，即"十二经筋"。经筋各起于四肢末端，结聚于骨骼和关节部，入胸腹，但不络属脏腑。十二经筋或因受损、或因失养而出现经筋病候。其病候特点分述如下：

1. 经筋可于循行所过处为病 《灵枢·经筋》篇明确指出经筋为病"其病所过者支痛转筋"。《素问·长刺节论》篇云："病在筋，筋挛节痛，不可以行，名为筋痹。"临床表现为各条经筋循行所过部位的筋肉、关节的运动障碍和疼痛。如筋脉的牵掣、拘挛、疼痛、转筋、强直和筋肉的松弛、口僻、肢体的瘫痪麻痹、痿弱不用及关节活动不利等，其中痹证为经筋病的主要临床表现。

2. 因寒热两端分急纵之别 《灵枢·经筋》篇论及经筋病病因主要概括为寒热两端，"经筋之为病，寒则反折筋急，热则筋弛纵不收，阴痿不用。阳急则反折，阴急则俯不伸。"《素问·痹论》曰："凡痹之类，逢寒则急，逢热则纵。"寒为阴邪，致气血不畅，不通则痛；经筋失养，不荣则痛。筋急临床表现为人体筋肉组织发生拘急、痉挛、扭转、强直等病变，甚至发生痫痪及疼，以及五官及阴器病证诸如足少阴"痫痪及疼"、足阳明"引颊移口"、手少阳"舌卷"、足厥阴"阴缩入"等。热为阳邪，致经筋纵缓不得收缩、阴痿不用。筋纵临床表现为经筋弛纵不收和肢体痿废不用两方面。如足阳明"热则筋纵，目不开……有热则筋弛纵，缓不胜收，故僻"；足少阳"右足不用"；足厥阴"阴器不用"等。

3. 特殊筋病 经筋是经脉外在的联属系统，经筋受邪可传及经脉及其所属脏腑及五官九窍。《灵枢·经筋》篇中便记载有如耳鸣、耳痛、目不合、舌卷、阴器不用、维筋相交以及息贲、伏梁、吐血等体腔内部的疾病。如手太阳"应耳中鸣痛，引颔，目瞑良久，乃得视"；手太阴"痛甚成息贲，胁急吐血"，等等。

（二）经筋的病候发展

1. 起源与成形 有关经筋损伤的描述可追溯至商代甲骨文卜辞，"疾手"、"疾肘"、"疾胫"、"疾止"等病名的记载，说明在数千年前的古医家就认识了从手、肘、膝、趾，几乎遍及四肢关节的各种经筋疾病。春秋战国时期成书的《阴阳十一脉灸经》首次提出"筋"的概念，首次提及诸如"臂泰（太）阴（脉），循筋上兼（廉）；臂少阴（脉），循筋下兼（廉）"等循筋概念。

《内经》的问世标志着经筋体系的成熟，作为中医学术渊薮，《内经》专设"经筋"篇，以大量的篇幅总结前人成就。《灵枢·经筋》篇详细记载了十二经筋的循行、病因病候及治疗方法。为经筋理论进一步完善成熟提供了宝贵的医学蓝本。

2. 发展与完善　隋朝时期,巢元方等编就《诸病源候论》,开创性地提出"金疮伤筋断骨候",系统论述筋伤所致的肢体运动障碍性疾病,包括筋伤症状、筋断的开放缝合方法及其预后。另在"腰痛不得俯仰候"中提出"长伸两脚,以两手捉足五指七通。愈折腰不能俯仰也"的筋病导引疗法。唐·杨上善所撰《黄帝内经太素》对《内经》内容进行分类编纂、研究和注解,提出"筋有大筋、小筋、膜筋、维筋、缓筋等,皆是大筋之别也"的论述,明确了经筋的分类。唐·孙思邈所著《备急千金要方》,记述大量筋性疾病的同时,还特别记载"老子按摩法"、"天竺国按摩法",系统归纳出擦、捻、抱、推、振、打、顿、捺等手法以收舒展筋结、弹剥粘连之效。并且发展了《内经》中"以痛为输"的理论,首次提出阿是穴,云:"故吴蜀多行灸法,有阿是之法,言人有病痛,即令捏其上,若里当其处,不问孔,即得便快成痛处,即云阿是,灸刺皆验,故曰阿是穴也。"唐·蔺道人著《仙授理伤续断秘方》,明确强调"筋骨并重"的治疗思想,并列举乳香散、黄药末、白药末、乌丸子等多种治疗跌打损伤筋骨并伤之汤方。

宋金元时期,经筋理论迅速发展,涌现出不少医学专著。如李仲南著《永类钤方》、危亦林著《世医得效方》等,进一步指出治疗筋伤应活血化瘀、养血舒筋和培元固肾的三期用药原则,配合以辛热芳香、温经散寒和活血定痛为主的洗药、淋洗药、熨药、贴药和敷药等外治方法,奠定了筋伤治疗内外用药的基本原则。宋代张杲在《医说》中记载了采用脚踏转轴及竹管搓滚舒筋治愈骨折后膝、踝关节功能障碍的病例,反映了这一时期医家在筋伤治疗中已能有效地运用练功疗法。

明·薛己所著的伤科专著《正体类要》强调了人体局部损伤对人体整体的影响。朱棣等著的《普济方》、异远真人著的《跌损妙方》、李时珍著的《本草纲目》和王肯堂著的《证治准绳》等著作,均收集了大量有关筋伤治疗的方剂、药物和医案等资料,对经筋理论的发展起到了承前启后的作用。

清·吴谦等编著的《医宗金鉴》系统地总结了历代筋伤的诊治经验,对筋伤的诊断和手法治疗有了明确的记载。该书把正骨手法归纳为摸、接、端、提、推、拿、按、摩八法,其中的"摸"法主要用于筋伤疾病的诊断,"推、拿、按、摩"等手法则主要用于治疗各种筋骨伤疾病。

当代医家对经筋理论的研究多转向经筋实质的探讨,现代医家对于经筋的研究观点莫衷一是:如李鼎、薛立功等所立之"肌肉说";再如秦玉革、邱继华等所持"神经说";又如茹凯言之"有机系统组织说",等等。综观各家,少数医者认为所谓的"筋"泛指是筋膜等结缔组织,也有不少医者认为经筋的内容是广泛的,不仅包括传统意义的十二经筋,还包括了十二经别以及十二皮部的相关内容。还有部分医家认为经筋不完全是特定的器官组织,而应是十二经脉之气濡养筋肉骨节的体系。

五、皮部的病候特点及发展

（一）皮部的病候特点

《素问·皮部论》篇曰"欲知皮部以经脉为纪者,诸经皆然。"皮部是十二经脉及其所属络脉在体表的分区,也是十二经脉经气散布所在,又称"十二皮部"。它连接了经络系统的各个组成部分。皮部为病或因不抵外邪、或因内邪透发,其病候特点分述如下:

1. 皮部为病可见色泽变化,反映相关脏腑经络病候　《素问·皮部论》言:"阳明之阳,名曰害蜚……其色多青则痛,多黑则痹,黄赤则热,多白则寒,五色皆见,则寒热也。络盛则入客于经。"经后世的发展和补充,现代临床多用于颜面部望诊。赤主热;青主惊、痛;白主寒、血虚;黄主气虚、湿蕴;黑主久病及肾,或为寒湿水饮,或为瘀,或为热毒久蕴而致津枯。同时,皮部之枯润程度可反映气血津液之盛衰。如皮部干枯如鱼鳞多提示有瘀血内停。在皮部上沿经脉走向排列的斑、疹、皮损、红丝疗等亦可反映相关脏腑经络之病候。

2. 皮部为病可现感觉异常　《灵枢》中对皮部感觉异常的病候特点早有论述,如"面热者,足阳明病";"小肠病者……当耳前热";"膀胱病者……肩上热,若脉陷,及小趾外廉及胫踝后皆热",等等。后世之"气虚则麻,血虚则木"正是运用皮部感觉异常来辨气血盛衰的具体表现。

3. 皮部为病可有温度、湿度变化　李东垣通过比较手心手背的温度差异来辨内伤发热与外感发热;此外湿热证可见头面多汗,风邪袭络可见一侧汗出或无汗,太阳表证可有项后发热,温病初期可见尺肤热等。

（二）皮部的病候发展

"十二皮部"理论最早见于《素问》。《素问·皮部论》记载"凡十二经络脉者,皮之部也","是故百病之始生也,必先于皮毛。邪中之,则腠理开,开则入客于络脉,留而不去,传入于经,留而不去,传入于腑,廪于肠胃。"首次提出外邪致病的层次是由皮部→络脉→经脉→脏腑,从浅到深、由表及里,为临床的诊断和治疗提供了经络学的依据。此外《素问·皮部论》中又将十二皮部按六经分别著有专名,称关阖枢,功能失常为"折",即"关折"、"阖折"、"枢折"。若按阴阳分,有阳折和阴折。折之太过或不及,就表现出各经的气机失调,出现或虚或实,或寒或热,或虚实寒热夹杂证候。这对后世六经辨证产生深远的意义。六经皮部专名如下（表2-1）:

表2-1　六经皮部专名

六经	太阳	阳明	少阳	太阴	少阴	厥阴
皮部	关枢	害蜚	枢持	关蛰	枢儒	害肩

附:其中"关"指门闩,"害"指门板,"枢"指门轴。《素问》以门户的各个部件来比拟阴阳气机的变化。

随着经络学说的逐步发展,一些医家认为《内经》中"十二皮部"的理论不能完全满足临床需求。明代医家马莳提出以"二十皮部",即原有十二经皮部再加上奇经八脉皮部。但因为马氏没有详尽阐明其立论依据和位置分布,所以并未得到后世的普遍认可。此外,王鸿度在"十四经（十二正经加上任督二脉）"的理论基础上,大胆地提出"十四皮部"。临床中小儿捏脊治疗小儿消化、呼吸等内科疾病,神阙穴药物敷贴治疗消化、妇科、泌尿系等系统疾病的临床应用能够佐证王氏的"十四皮部"理论。但王氏"十四皮部"理论目前尚不尽成熟,还需进一步补充、完善和验证。

另外,十二皮部理论在临床的应用发展十分迅速。最早于《灵枢·官针》篇中记载的毛刺、半刺、直针刺、扬刺等浅刺法便是建立在皮部理论的基础之上。艾灸、刮痧、拔罐、刺络、药物敷贴、推拿（部分手法）等方法,以及近现代发展起来的腕踝针、皮内针、皮肤针、蜂针、平头火针等,均是通过刺激皮部来发挥治疗作用的。此外TDP照射、磁疗、红光照射是皮部理论结合了现代科学技术的成果,我们相信不久的将来还会有更多关于皮部理论的临床新应用。

讨论与思考

1. 每一种理论的提出都根源于当时的文化思维,请根据您的理解去阐释《黄帝内经》及各朝代中经络诊断理论提出的时代背景及文化内涵。

2. 您认为在现代融入西方文化与思维方法后的中医经络诊断学,会有怎样的发展和局限?该如何去调整和应用?

第三章　经络诊断的方法

经络诊断是经络理论临床应用的重要内容。《灵枢·刺节真邪》篇指出:"用针者,必先察其经络之实虚,切而循之,按而弹之,视其应动者,乃后取之而下之。"

经络诊断方法主要包括经络望诊、经络触诊、经络问诊和经络仪器探测。经络望诊主要通过观察经络或腧穴局部的色泽、血络的浮沉等变化,以判断经络虚实寒热。经络触诊则是通过在经络或腧穴部位施以触、摸、按、压、循、摄等手法,探查压痛、寒温、结节、皮疹、肿胀、凹陷等异常改变,以了解经络的充盈、虚实情况。经络问诊则是通过详细询问患者主要症状出现的部位以及疼痛、麻木、寒热和感觉异常等性质、疾病发生的先后等情况,以确定病位、病性。经络仪器探测则是借助现代仪器,通过测量皮肤电阻、温度等变化判断经络脏腑功能是否异常,主要包括:经络穴位皮肤电阻测量、经络穴位皮肤温度测量、经络穴位皮肤光学测量、经络穴位皮肤磁学测量、经络穴位皮肤力学测量等。

第一节　经络诊断原则与基本方法

经络诊断不是单一的方法,要求医者具备扎实的中医针灸理论知识,熟悉经络辨证以及其他中医辨证思维的原则和方法,熟练掌握经络诊察手法和经络仪器探测方法。本节主要讲述经络诊断的原则、基本方法和注意事项。

一、经络诊断原则

人体是一个复杂的生物体,疾病表现千变万化,因此诊断疾病也不能简单行事,需诊法合参,才能明辨病机。就经络诊断而言,需遵循以下基本原则:

(一)诊法合参,望诊触诊为先

经络诊断是中医诊断的一部分,亦讲究诊法合参。从不同的角度搜集临床资料、诊察病情。早在《周礼·天官》中就有:"以五气(闻诊)、五声(闻诊)、五色(望诊)视其生死,两之以九窍之变,参之以九藏之动(切诊)"。《难经·六十一难》指出:"望而知之谓之神,闻而知之谓之圣,问而知之谓之工,切脉而知之谓之巧。"经络诊断同样强调"审、切、循、扪、按"诸法合用。由于经络诊断重在对经络循行路线和腧穴部位的诊察,因此,四诊之中闻诊不属于经络诊察,而望诊、触诊尤为重要,诚如《灵枢·刺节真邪》篇所言:"察其经络之实虚,切而循之,按而弹之"。问诊同样不可偏废,《素问·徵四失论》言:"诊病不问其时,忧患饮食之失节,起居之过度,或伤于毒,不先言此,卒持寸口,何病能中?"指出对疾病诊断不能轻视问诊,经络诊察要和问诊、切脉、望舌等结合起来。

(二) 察辨结合,经络脏腑并重

察,指经络诊察;辨,指分经辨证。经络沟通人体上下、脏腑内外,入内达表。中医认为"有诸内必形诸外",脏腑经络气血变化一定会通过经络反映到体表,探查体表的变化可以辅助诊断内脏疾病。另外,当外邪侵入人体,经气失常,不能发挥卫外作用时,病邪也会通过经络传入脏腑。经脉、经别、经筋、络脉均有特定的循行,除经别外还有特定的病候。在临床上既要通过认真诊察经络穴位的异常变化判断疾病所在,又要结合经络循行分布、联系脏腑、特点病候分经辨证。如《素问·厥论》:"手太阴厥逆,虚满而咳,善呕沫。"《灵枢·经脉》篇:"足太阴气绝者则脉不荣肌肉……手太阴气绝则皮毛焦。"因此,经络诊察需与经络辨证相结合,辨经络应与辨脏腑相结合,综合多方面的信息,以更加准确地进行诊治。

(三) 审经定性,整体局部结合

疾病有寒、热、虚、实之属性,经络诊断不仅要辨经脉的归属,还要确定疾病的性质。如:经络循行处色赤多属热证;青紫多属寒证;凹陷多属虚证;结节肿块多属实证。由于疾病复杂多变,征候表现有真有假,因此临床收集资料,诊察病情应全面细致,辨证时需综合局部整体情况作出正确判断。

人体是一个有机的整体,各个脏腑组织器官通过经络彼此衔接沟通。《灵枢·海论》篇指出:经脉"内属于腑脏,外络于支节"。人体脏腑与脏腑、脏腑与体表官窍、体表与体表,通过经络系统的沟通联络作用,构成一个在结构上完整统一的整体。局部和整体是相互联系的,既相互依赖,又相互影响。因此,经络诊断不仅要重点关注病变局部的经络变化,还要注意观察机体整体的功能状态,做到整体与局部相结合。

二、经络诊断基本方法

经络诊断的常用基本方法包括经络望诊、经络触诊、经络问诊和经络仪器诊断。

(一) 经络望诊

经络望诊是指通过观察经络或腧穴的色泽、脉络的浮沉等,以判断经络的虚实寒热。《灵枢·经脉》篇言"凡此十五络者,实则必见,虚则必下,视之不见,求之上下,人经不同,络脉异所别也。"同时,可通过综合分析经络系统的变化,以确定哪些经脉发生异常而利于更好地进行诊治,如《灵枢·厥病》篇有"厥头痛,头脉痛,心悲善泣,视头动脉反盛者,刺尽去血,后调足厥阴。"

《灵枢·邪气脏腑病形》篇曰:"十二经脉,三百六十五络,其血气皆上注于面而走空窍。"指出了由于经络的作用,脏腑气血的盛衰和病变,可以通过观察面部的色泽而表现出来。《灵枢·经脉》篇又云:"凡诊络脉,脉色青则寒且痛,赤则有热。胃中寒,手鱼之络多青矣;胃中有热,鱼际络赤;其暴黑者,留久痹也;其有赤、有黑、有青者,寒热气也;其青短者,少气也。"说明了经脉的分布特点和局部的色泽在经络望诊中的重要性。如舌部红赤往往是由于心火上炎所致;两眼红赤则是因肝火升腾引起。这些都是运用经络与内脏的特殊联系而进行的望色诊断。

《灵枢·经脉》篇还记载"手太阴气绝则皮毛焦,太阴者行气温于皮毛者也,故气不荣则皮毛焦,皮毛焦则津液去皮节,津液去皮节者则爪枯毛折,毛折者则毛先死,丙笃丁死,火胜金也。"临床可见到一些患者的皮肤上沿着经络线的循行出现斑疹,甚至可出现一经串联他经的现象,临床可根据斑疹的色泽、出现的部位来判断出现病变的经络脏腑。

（二）经络触诊

经络触诊指切按、循压体表经络或腧穴,或通过切候全身体表经络的"脉动"之处,了解经络的充盈、虚实情况;或循压体表经络的循行部位,以了解经络循行部位上有无结节、条索样物质、有无疼痛,有无畸形、陷下等以判定经络虚实;或按压体表局部和腧穴,特别是经脉的原穴、络穴、背俞穴、募穴、郄穴、五输穴等特定穴,了解其反应变化,如喜按、拒按,按压时产生舒适感、疼痛感、麻木感等以判定经络之虚实。如《灵枢·周痹》篇"故刺痹者,必先切循其下之六经,视其虚实,及大络之血结而不通,及虚而脉陷空者而调之,熨而通之,其瘈坚转引而行之"。切压经络循行部位,常可重点切按人迎、寸口、颊车、足背跗阳等部位,据其经络的变动以测知经络的虚实。如《素问·三部九候论》篇说"上实下虚,切而从之,索其结络脉,刺出其血,以见通之。"又如《灵枢·五色》篇言"切其脉口,滑小紧以沉者,病益甚在中,人迎气大紧以浮者,其病益甚在外。"《灵枢·五色》篇指出:"黄帝曰:外内皆在焉。切其脉口,滑小紧以沉者,病益甚,在中。人迎气大紧以浮者,其病益甚,在外。其脉口浮滑者,病日进。人迎沉而滑者,病日损。其脉口滑以沉者,病日进,在内。其人迎脉滑盛以浮者,其病日进,在外。脉之浮沉及人迎与寸口气小大等者,病难已,病之在脏。沉而大者,易已,小为逆,病在腑。浮而大者,其病易已"。

（三）经络问诊

经络问诊指详细询问患者主要症状的部位以及疼痛、麻木、寒热和感觉异常等性质、先病与后病等情况以确定病变的部位、疾病的性质,以便有目的地进行进一步诊察。如《素问·三部九候论》篇云"必审问其所始病与今之所方病,而后各切循其脉……皮肤著者死"。例如,患者主诉头痛,则必须问清楚头痛的部位是在前额、颞侧、枕部还是头顶,这些部位分别归属于足阳明、足少阳、足太阳和足厥阴等经脉。此外,当脏腑组织发生病变时,也可能在相关联的经脉上出现疼痛、厥冷、发热等症状。如痛经、月经不调患者,可能在下肢内侧足太阴脾经的循行路线上出现疼痛;心脏病患者可能在前臂内侧手少阴心经的循行路线上出现酸胀、麻木或疼痛。

（四）经络仪器诊断

经络仪器诊断是指借助现代仪器手段,对经络穴位皮肤电阻、光学、热学、力学特性失衡现象等进行测定,以判定经络穴位的功能状态。诊断仪器的出现,为经络穴位诊断提供了客观的先进手段。从19世纪50年代开始,我国一些学者就开始对经穴电阻进行了测定。随着现代技术的发展和对经络现象、经络实质研究的逐步深入,人们对经络腧穴的研究越来越客观化,不再局限于视、触、循、切等方法,经络穴位诊断的研究在光、电、热等方面取得了可喜的成果,尤其是在基于经络电、热学特性的经络穴位诊断仪已推广应用于临床。经络的诊断和研究已从对主观感觉经验的描述逐步转入到客观的实验记录,在医学和生物学的研究工作中开拓了一个新的领域。

此外,知热感度测定法也是测知经络脏腑虚实的一种方法。1953年,日本针灸医师赤羽幸兵卫首先发现:在经络脏腑有病变时,相应经脉的井穴和背部俞穴对温热刺激的敏感程度也发生改变,表现为左右失去平衡。因此,可用热源(特定的线香等)刺激两侧十二井穴或背俞穴,观察其对温热的敏感度,并比较左右两侧的数值差异,从而分析各经的虚实和左右不平衡现象,以作为诊断和选穴的参考。

三、经络诊断临床运用的注意事项

经络诊断是中医其他诊断方法的辅助和补充。在临床运用时,要掌握正确的方法,以免误诊误治,而带来不良后果。因此,临床诊断过程中,必须注意以下几点:

1. 与患者做好沟通　诊断前向患者简要介绍经络诊断方法的特点和作用,让患者具有良好的心理状态,积极配合。医者自身也要秉着认真严肃的态度,心无旁骛,专心一意。

2. 注意检查室内光线　因为经络诊断中,通过望诊往往能发现重要的病理表现,而为诊断提供依据。所以检查室内的光线要明亮柔和,切忌在昏暗的光线下检查,而遗漏重要的线索。

3. 详细询问病史　经络诊断时,会用手按压穴位,若用力过大,会产生较大的刺激反应,故在施术检查穴位之前,要详细了解患者的全身情况,及其晕针史、孕育史。从而避免检查用力过重而产生晕针现象,或引起堕胎、流产等发生。

4. 取穴需准确　通过患者对循按穴位的反应来判断病候是经络诊断的重要内容。取穴的准确与否关系到诊断的准确率。所以在检查之前,要认真定穴,然后进行按压、循触检查。若穴位局部有异常(有红肿、创伤、瘢痕、溃疡等),对穴位循按的反应可能是不正常的,应选其他有关穴位进行检查,保证诊断的正确性。

5. 循按需施力　均匀循按经脉穴位时,医者要施力均匀、轻重适当,左右对比,反复审察。以免用力不当,轻重无度,影响检查的准确性。

6. 以经络诊断为主,配合中西医辅助检查　为了保证诊断的正确性和科学性,一般在经络诊断结束之后,要结合中医其他诊断方法或现代医学的诊断方法进行辅助检查,从而验证经络诊断的符合率。

第二节　经　络　望　诊

望诊是中医四诊之一,包括望神、望色、望形态等方面的内容。经络望诊则是在中医望诊基础上重点观察经络腧穴的色泽变化和陷下浮沉。

一、经络望诊的方法

《素问·阴阳应象大论》篇指出:"善诊者,察色按脉,先别阴阳……按尺寸、观浮沉滑涩,而知病所生。以治无过,以诊则不失矣"。《灵枢·邪气脏腑病形》篇认为:"见其色,知其病,命曰明",《难经》也说:"望而知之者,谓之神。"可见,望"神"、"见其色"、"察色按脉"是为诊察之根本。《素问·离合真邪论》篇要求医者在针刺治疗前必先诊察经络变化,可见经络望诊重之又重。

(一) 经络望诊的顺序

《素问·皮部论》篇认为:"邪之始入于皮也,泝然起毫毛,开腠理;其入于络也,则络脉盛色变;其入客于经也,则感虚乃陷下;其留于筋骨之间,寒多则筋挛骨痛,热多则筋弛骨消,肉烁肤破,毛直而败"。这说明外邪入侵经络系统后,人体发生的具体变化主要由表及里,主要体现在皮之毫毛、络脉、经脉及筋骨等4个层次。"沂然起毫毛",为外邪入侵于皮肤。"络脉色变",为外邪由皮入侵于络脉,邪气盛,络脉颜色变。邪客经脉,经脉气少虚弱而表现为经脉体表循行线空虚陷下。邪客筋骨,有两种表现,一为寒邪留于筋骨之间,则皮肤温度低、筋挛骨痛;一为热邪留于筋骨之间,则皮肤温度高、肌肉灼热疼痛、皮毛枯槁,筋弛骨消。《素问·皮部论》篇又言:"凡十二经络脉者,皮之部也。是故百病之始生也,必先于皮毛,邪中之则腠理开,开则入客于络脉,留而不去,传入于经,留而不去,传入于腑,廪于肠胃",还认为"皮者脉之部也,邪客于皮则腠理开,开则邪入客于络脉,络脉满则注于经脉,经脉满则入舍于腑脏也",从外邪入侵经络系统的部位、临床表现及病机角度,阐述邪气入侵经络系统的顺序:先入皮毛、再入络脉、继传入经脉、最后进入脏腑,即为:皮毛→腠理→络脉→经脉→脏腑。《素问·缪刺论》篇也有:"夫邪之客于形也,必先舍于皮毛,留而不去,入舍于孙脉,留而不去,入舍于络脉,留而不去,入舍于经脉,内连五脏,散于肠胃,阴阳俱感,五脏乃伤,此邪之从皮毛而入,极于五脏之次也"的相关记载。

可见,外邪入侵,多由皮毛而起,由表及里,由浅入深传变。经络望诊一般由上至下,先阳后阴。

(二) 经络望诊的常用方法

1. 望神 《内经》非常重视望神,重点诊察目与面的神采和泽夭。一般说来,色明润光泽为有神色,晦黯枯槁为无神色。而"有神则生,无神则死"。正如《灵枢·五色》篇所言:"五脏已败,其色必夭,夭必死矣"。经络望诊重点关注经络所在的部位。《灵枢·经脉》篇认为,经脉常不可见,强调以络脉代之;络脉内属于经脉脏腑,行于体表而易察,故经络系统的望诊多察络脉的变化以判断脏腑经脉的变化。

(1) 以神色之蓄露泽夭定成败:蓄,五色隐于皮下、含而不露;泽,五色明润光泽,二者为精气未衰,胃气仍充之征象,提示预后良好。露,五色显于皮上、露而不蓄;夭,五色晦暗枯槁,二者为精气已衰,胃气已败的表现,提示预后多不良。如《灵枢·五色》篇言:"察其泽夭,以观成败",《素问·脉要精微论》也指出:"五色精微象见矣,其寿不久也。"

(2) 以色之病位浮沉定深浅:浮,五色浅显易见,病位浅而易治;沉,五色沉滞难察,病位深而难治。正如《灵枢·五色》篇记载:"察其浮沉,以知浅深。"

(3) 以色之部位定脏腑:通过五色所在的部位、颜色及归经,可以判断其病变的脏腑。正如《灵枢·五色》篇记载:"视色上下,以知病处"。

(4) 以色之散抟定远近:《灵枢·五色》篇记载:"察其散抟,以知远近。"散抟,指色淡散或深而结聚,预示病程短而轻或长而较重。

2. 望色 《素问·经络论》认为,五脏之色应于经脉而常显五色、络脉之色变化无常。

(1) 五脏应五色:《素问·经络论》记载:"黄帝问曰:夫络脉之见也,其五色各异,青黄赤白黑不同,其故何也? 岐伯对曰:经有常色而络无常变也。帝曰:经之常色何如? 岐伯曰:心赤,肺白,肝青,脾黄,肾黑,皆亦应其经脉之色也",即五色为青、赤、黄、白、黑,分别归属五脏。赤属心,白属肺,青属肝,黄属脾,黑属肾。

(2) 通过络色变化诊断病邪属性:《灵枢·经脉》篇详细地记载了依据络脉色泽的变化诊断疾病性质的方法,"凡诊络脉,脉色青则寒且痛,赤则有热。胃中寒,手鱼之络多青矣,胃中热,鱼际络赤,其暴黑者,留久痹也,其有赤有黑有青者,寒热气也,其青短者,少气也"。手鱼际络色多青提示胃中有寒,色赤提示有热,色黑提示久痹。《内经》还认为:"阴络之色应其经,阳络之色变无常,随四时而行也"。经脉与阴络颜色相同,阳络之色随四时而变。通过观察经络显露于外的色泽变化是经络望诊的重要内容之一。络色青或白主寒,络色黄或赤主热。《灵枢·皮部》篇也记载:"黄赤则热,多白则寒"。《素问·经络论》记载:"帝曰:寒多则凝泣,凝泣则青黑,热多则淖泽,淖泽则黄赤,此皆常色,谓之无病。五色具见者,谓之寒热。"

3. 望形态 经络体表循行部位的形态变化,能够诊察脏腑气血的强弱盛衰及其相关病变情况。《灵枢·本脏》篇说:"视其外应,以知其内脏,则知所病矣。"望形体以候脏腑的相关论述在《灵枢·本脏》篇、《灵枢·师传》篇及《素问·脉要精微论》等篇中均有详细记载。《灵枢·经脉》篇、《灵枢·血络》篇及《灵枢·邪气脏腑病形》篇中也指出,内在脏腑经脉发生病变后,可反映在体表经脉形态上,主要表现在络脉的变化。其形态多表现为"见"、"下"、"横"、"小"、"大"。通过察看经络体表循行部位形态的异常变化,为经络诊断提供依据。

(1) 通过体表循行部位凸凹于皮肤的变化,诊断疾病虚实性质或病位:如凸出于皮肤则见为实证,凹陷于皮肤则下为虚证。《灵枢·经脉》篇云:"凡此十五络者,实则必见,虚则必下。"《灵枢·邪气脏腑病形》篇亦云:"两跗之上脉竖陷者,足阳明病,此胃脉也"。

(2) 通过体表循行部位形态或阳性反应点的变化,诊断发生疾病的脏腑经脉:《灵枢·血络》篇云:"血脉者,盛坚横以赤,上下无常处,小者如针,大者如筋"。

二、经络望诊的内容

(一) 经脉望诊

十二经脉是经络系统的主体,也是经络诊察的重点,因其内容较为系统,故分开论述。依据病因、病机的不同,经脉望诊的内容可归纳为以下几点:

1. 经脉循行局部的肿胀、寒热(温度改变)及功能障碍等,多以经气不利或阻滞为基本病理变化。《灵枢·经脉》篇在叙述十二经脉病候的相关症状时,常用"胀(胀满)"、"肿(肿胀、肿痛)"、"厥(厥冷、麻木、酸痛等症)"、"热"、"不用"等术语来描述,而这些症状的产生多由于邪气侵入经脉导致经脉中气血运行不畅或阻塞所致。如《灵枢·经脉》篇记载的足阳明胃经发生异常变化则会出现颤抖发冷……胸膈部响,腹部胀满,小腿部气血阻逆,如厥冷、麻木、酸痛等症;从足阳明胃经腧穴主治血症来看,有"颈肿"、"膝髌肿痛"、"中趾不用"、"身以前皆热"、"胃中寒则胀满"等表现。《灵枢·经脉》篇记载手太阴肺经发生异常变化则会出现"肺胀满"、"臂厥",从手太阴肺经腧穴主治肺的病症来看,有"臑臂内前廉痛厥"、"掌中热";《灵枢·经脉》篇还记载手阳明大肠经腧穴主治"津"的病症,如"肩前臑痛"、"大指次指痛不用"、"热肿"。《素问·举痛论》指出寒气可致"缩蜷","寒气客于脉外则脉寒,脉寒则缩蜷,缩蜷则脉细急,外引小络,故卒然而痛,得炅则痛立止。因重中于寒,则痛久矣"。

2. 病变部位多在经脉循行线经过的部位,兼见经脉所络属脏腑功能失调的病变。这一点从《灵枢·经脉》篇记载的十二经脉病候的相关症状中不难看出,如《灵枢·经脉》篇记载手太阴肺经发生异常变化则会出现"肺胀满,膨膨而喘咳"、"缺盆中痛,甚则交两手而瞀","咳上气,喘喝,烦心,胸满"、"臑臂内前廉痛厥,掌中热"。手太阴肺经的病证除了有"缺盆中痛"、"两手交瞀"、"臂厥"、"臑臂内前廉痛厥,掌中热"等经脉循行部位的病理表现外,还有肺失宣降的"肺胀满,膨膨而喘咳"、"咳上气"等脏腑病症。

3. 一脉有病可累及相联通的经脉和脏腑。《灵枢·经脉》篇记载足少阴肾经发生异常变化会出现"饥不欲食"、"咳唾则有血,喝喝而喘"、"目䀮䀮如无所见"、"心如悬若饥状"。从本经腧穴主治的病症来看,也有"烦心,心痛,黄疸"等病症。因此肾经有病,既可出现"咳唾则有血,喝喝而喘"的肺病和"目䀮䀮如无所见"、"黄疸"的肝病,还可以出现"烦心、心痛"、"心如悬若饥状"的脏腑病等。

4. 六脉气血虚至终极而表现为各颜色的变化是脏腑精气竭、濒临死亡的表现,又称为"经脉之终"或经脉"气绝"。

(1)太阳之脉面呈白色:为膀胱脉及脏腑精气竭、濒临死亡的表现。《素问·诊要经终论》记载:"太阳之脉,其终也戴眼反折瘛疭,其色白,绝汗乃出,出则死矣。"

(2)少阳之脉面呈青白色:为胆脉及脏腑精气竭、濒临死亡的表现。《素问·诊要经终论》记载:"少阳终者,耳聋百节皆纵,目睘绝系,绝系一日半死,其死也色先青白,乃死矣。"

(3)阳明之脉面呈黄色:为胃脉及脏腑精气竭、濒临死亡的表现。《素问·诊要经终论》记载:"阳明终者,口目动作,善惊妄言,色黄,其上下经盛,不仁,则终矣。"

(4)少阴之脉面呈黑色:为心脉及脏腑精气竭、濒临死亡的表现。《素问·诊要经终论》记载:"少阴终者,面黑齿长而垢,腹胀闭,上下不通而终矣。"

(5)太阴之脉面呈赤色、黑色:为脾脉及脏腑精气竭、濒临死亡的表现。《素问·诊要经终论》记载:"太阴终者,腹胀闭不得息,善噫善呕,呕则逆,逆则面赤,不逆则上下不通,不通则面黑皮毛焦而终矣。"

(6)厥阴之脉唇呈青色:为肝脉及脏腑精气竭、濒临死亡的表现。《灵枢·经脉》记载:"足厥阴气绝则筋绝……故脉弗荣则筋急,筋急则引舌与卵,故唇青舌卷卵缩则筋先死。"

经脉病症多以虚、实病机为纲,虚证以经脉气血不足为主、实证以邪客脉滞为主。《灵枢·经脉》篇在叙述每一经脉病证后都强调:"为此诸病,盛则泻之,虚则补之",便证实了这一点。如《灵枢·经脉》篇记载:"是动则病肺胀满……气盛有余,则肩背痛,风寒汗出中风,小便数而欠。气虚则肩背痛,寒,少气不足以息,溺色变","其入客于经也,则感虚乃陷下","是动则病齿痛,颈肿。是主津液所生病者,目黄,口干,鼽衄,喉痹,肩前臑痛,大指次指痛不用,气有余则当脉所过者热肿;虚则寒栗不复"。

(二) 络脉望诊

络脉为经脉的多级分支,是经络系统的重要组成部分。包括大络、浮络、孙络等,具有数量庞大,分布广泛、遍布全身的特点。络脉望诊重在观察其颜色、形态及分布部位的变化,这多与所联系的脏腑、器官、组织的功能失调有关。《内经》对络脉形态学改变具有相当详细的认识,并形成了"鱼络"、"横络"、"结络"、"盛络"、"血络"、"虚络"等专门术语。

1. 鱼络 即鱼际上络脉。《灵枢·邪气脏腑病形》篇:"面热者,足阳明病;鱼络血者,手阳明病"。指出阳明病时,手之大小鱼际上之络脉充血。

2. 血络 是在皮下、肉眼可见怒张的小血管,颜色青紫,因气血瘀阻而成。《灵枢·血络》篇:"黄帝曰:愿闻其奇邪而不在经者。岐伯曰:血络是也"。《灵枢·水胀》篇中也认为:"先泻其胀之血络,后调其经,刺去其血络也。""凡刺寒热者,皆多血络,必间日而一取之,血尽而止,乃调其虚实"。此外在《素问·调经论》、《素问·缪刺论》、《灵枢·癫狂》、《灵枢·热病》、《灵枢·禁服》、《灵枢·寿夭刚柔》及《灵枢·邪客》等篇也有相关记载。故血络是络脉望诊的重要内容之一,也是刺络放血治疗的主要操作部位。

3. 结络 形如黍米、部位固定、有一定的硬度，是络血结聚、瘀血留滞而成。《素问·刺腰痛论》中记载："解脉……在郄中结络如黍米"，《灵枢·阴阳二十五人》篇中也提到："切循其经络之凝涩，结而不通者，此于身皆为痛痹，甚则不行，故凝涩……其结络者，脉结血不和，决之乃行"，故结络是络脉望诊的重要内容之一。《灵枢·经脉》篇强调："故诸刺络脉者，必刺其结上，甚血者虽无结，急取之以泻其邪而出其血，留之发为痹也"、《素问·三部九候论》："上实下虚，切而从之，索其结络脉，刺出其血，以见通之"，故结络也是刺络放血治疗和艾灸的主要操作部位。此外，《灵枢·官针》、《灵枢·禁服》、《灵枢·逆顺肥瘦》及《灵枢·官能》等篇也有相关记载。

4. 盛络 是指络脉粗胀高于皮肤的血络，是血液充盛而无结聚，触摸时没有坚硬感，多由邪气所聚、气滞致病。《灵枢·根结》篇认为："此所谓十二经者，盛络皆当取之"，《灵枢·经脉》篇提出："故诸刺络脉者，必刺其结上，甚（通"盛"）血者虽无结"。《灵枢·脉度》篇也认为："络之别者为孙，盛而血者疾诛之"。盛络是络脉望诊的重要内容之一，也是刺络放血治疗的主要操作部位。

5. 横络 是指络脉出现了水平走向的小血脉，又称"横脉"。所谓支而横者，是经脉纵向不通横行而成，多由气血瘀滞而致。《灵枢·刺节真邪》篇："六经调者，谓之不病，虽病，谓之自已也。一经上实下虚而不通者，此必有横络盛加于大经，令之不通，视而泻之，此所谓解结也"、《素问·刺腰痛论》："衡（通"横"）络之脉令人腰痛……衡络绝，恶血归之"。横络也是络脉望诊的重要内容之一。《素问·刺疟论》、《灵枢·热病》及《素问·刺腰痛论》等篇认为，刺"横脉出血"是治疗的主要方法，故横络也是刺络放血治疗的主要操作部位。

6. 虚络 是指络脉低于皮肤发生了下陷，肉眼可见、触摸可及，是气血严重不足的状态。多表现为浮络脉管凹陷不充、色淡不泽及相关组织、器官失养而功能障碍等。《素问·调经论》："神不足者，视其虚络，按而致之，刺而利之，无出其血，无泄其气"。《素问·通评虚实论》中还提到"经络俱实"、"经虚络满"、"经满络虚"等。与"血络"、"结络"、"盛络"、"横络"相对。是络脉望诊的重要内容之一，也是艾灸治疗的主要操作部位。

《内经》认为，络脉形态变化产生的原因有三个方面：一是络脉气血容易瘀滞。由于络脉管道细窄纡曲，而推动血行之气较之经脉已明显减弱，一旦邪客络脉，极易导致络脉血阻之病。《素问·气穴论》："孙络三百六十五大会，亦以应一岁、以溢奇邪、以通荣卫。荣卫稽留，卫散荣溢，气竭血著。"二是络脉分布浅表易损伤、易感受外邪致血液或津液渗溢脉外。《灵枢·百病始生》篇："卒然多食饮则肠满，起居不节、用力过度则络脉伤。阳络伤则血外溢，血外溢则衄血；阴络伤则血内溢，血内溢则后血。"三是络脉为气血循行末端易气血不足而致脉管不充盈。《灵枢·周痹》篇提到大络"虚而脉陷空者"便是此因。《灵枢·经脉》篇："手少阳之别，名曰外关……虚则不收"；"足少阳之别，名曰光明……虚则痿躄，坐不能起"；"足太阴之别，名曰公孙……虚则鼓胀"；"足少阴之别，名曰大钟……虚则腰痛"等。

（三）腧穴望诊

腧穴作为脏腑经络气血输注于体表的特定部位，具有反映病症、协助诊断的作用。《素问·调经论》篇云："五脏之道，皆出于经隧"，《灵枢·九针十二原》篇言："五脏有疾，应出十二原"，《灵枢·背腧》篇曰："欲得而验之，按其处，应在中而痛解，乃其腧也"。《千金翼方》也说："凡孔穴者，是经络所行往来处"。现代研究也认为一些特定穴和内在脏腑确有着密切的关系，即是通过观察腧穴的异常变化，依据其相对特异性，诊断疾病之所在。

1. 通过腧穴部位体表阳性反应物,如结节、条索样物、圆形或椭圆形物等诊断发生疾病的脏腑经脉《素问·刺腰痛论》中记载:"解脉……在郄中结络如黍米",指在孔郄(腧穴)中有如黍米样的阳性反应点。《素问·骨空论》载:"坚痛如筋者",指皮下有条索样阳性物质。

2. 通过腧穴部位皮肤色泽异常,诊断发生疾病的脏腑经脉如瘀斑、青紫、红肿、苍白或灰黑等。

当然还有压痛、穴位低电阻、冷热敏感度等也是腧穴部位变化的重要诊断指标。

第三节　经络触诊

中医切诊不仅包括切脉,还包括经络触诊、切腹诊等内容。切脉从三部九候脉诊法、三部脉诊法、独取寸口法发展至今,广为人知的就数独取寸口法。在漫长的中医针灸临床实践中,经脉触诊以其独特的优势传承至今,并且一直有效地用于临床诊断。

《素问·调经论》指出:"五脏之道,皆出于经隧,以行血气,血气不和,百病乃变化而生"。《洞天奥旨·疮疡经络论》云:"内有经络,外有部位,部位者,经络之外应也。"人体经络沟通上下、内外、表里,内脏疾病可以通过经脉反映于体表。经络触诊法就是用拇指或食、中指的指腹在体表经络循行部位进行触摸,以检查经络、腧穴深部的阳性反应物,从而达到诊断疾病的方法。经络触诊法是中医切诊的重要内容,是针灸临床中常用的诊断方法,因其准确实用,简便易行,在临床中具有重要的地位。它是经络理论用于临床诊断的典型代表,也是针灸学最具特色的诊断方法之一。经络触诊法包括触诊方法和触诊内容两部分。

一、经络触诊的方法

经络触诊根据诊察部位的不同,包括经脉触诊、皮部触诊、经筋触诊、腧穴触诊等。在临床中因为触诊的部位差异、医者习惯不同以及病情需要,患者采取自然端坐或卧位等,暴露诊察部位的皮肤,全身肌肉放松,医者双手要温暖,用力要均匀一致,精力集中,细心体会手下的感觉,以便发现阳性反应。

(一) 经络触诊的顺序

面对患者,我们首先通过望诊、闻诊、问诊大体了解疾病属于何脏、何腑,然后用拇指或食指,采用不同手法,循着经脉、络脉、经筋、皮部的循行部位逐步触摸,细心体会,寻找阳性反应物。

一般来说按照先腰背部,再胸腹部,然后四肢,最后特定穴的顺序触诊。如在背部的某脏腑背俞穴发现阳性反应,表示该脏腑或本经有病变的可能。然后进一步检查该脏腑募穴、郄穴和相关的特定穴位,如相关穴位出现阳性反应,基本上可以肯定该脏腑有病变发生。然后结合病史及其他检查结果,就可确诊。如消化系疾病常可在肝俞、胆俞、脾俞、胃俞附近发现阳性反应点,然后查看中脘、足三里、日月、期门、章门等穴,可以判断属于饮食积滞、肝郁气滞还是脾胃虚弱等证候。

(二) 经络触诊的常用手法

1. 滑推法　用拇指指腹,沿着需要诊察的各条经络、穴位轻轻滑动推移,从而发现经穴表层的阳性反应,如肌肤温度的变化、皮肤粗糙程度的变化、隆起、结节、丘疹等。

2. **按揉法** 用拇指或者食、中二指指腹,在经脉循行部位边移动、边按揉,用力稍重,便于发现肌肤是否有粗糙、脱屑、凹陷、隆起、紧张、松弛以及是否有结节或条索等阳性反应物。

3. **点压法** 用拇指指腹或指尖,在经络循行部位边移动边进行点压,尤其对背俞穴、募穴、郄穴、原穴、合穴、下合穴等腧穴所在的部位进行重点点压,同时询问患者是否有难以忍受的压痛或酸、麻、胀痛的感觉。

4. **推压法** 用拇指指腹,用较重的力量均匀推压经络、穴位,来诊察深部组织阳性反应物及对压力的麻、胀痛感,适用于对四肢经线穴位的诊察。

二、经络触诊的内容

一般说来,在经络触诊过程中,通过循经触摸,利用手指感受局部皮肤的温度、湿度、硬度、弹性等改变,结合患者痒、麻、酸、痛等主观感觉,来判断疾病的寒热虚实。体表见热、肿、弹性强、压痛显著、皮下硬结等,可知为经气实;体表温度低下、凹陷、无弹性、酸麻不痛等,可知为经气虚。压痛强烈,多属实症;压有快感,多属虚症。

触诊过程中最常见的内容就是寻找阳性反应。经脉、络脉、经筋、皮部、经穴等部位的压痛、敏感、快感等异常反应称为阳性反应。在触诊过程中能触及结节、条索等,统称阳性反应物。常见的阳性反应物有以下几种:

圆形结节:形态圆滑如球形,大小、软硬不等,在皮下组织移动性不大,用滑动法和按揉法即可触及。如头痛或偏头痛在风池穴或天柱穴两侧或一侧常可摸到圆形结节。

扁平结节:表面平滑似圆饼,质软不移动,位于皮内,较表浅,用力要稍轻,仔细体会才能摸到。如神经衰弱,遗精病人在志室或肾俞附近两侧或一侧常可摸到扁平结节。

麦粒形结节:两头小中间大,形如麦粒,表面平滑,质稍硬,位于皮下,常有移动性,用按揉法可以摸到。多反映急性或炎性病变,如肺炎病人,常在肺俞穴或者魄户穴摸到梭形结节。

椭圆形结节:形态卵圆,表面光滑,质软硬不等,位于皮下,常可移动,用滑动法可摸到。如腰痛、耳鸣病人在肾俞一侧或双侧常可摸到椭圆形结节。

条索:为长条形,粗细长短不等,粗者可似筷子,细者如线,长可达一至数厘米,质较硬,可移动,富弹性,在皮下组织,用移压法可以触到。多见于慢性疾病,如慢性咽炎患者可在手掌鱼际穴附近摸到细条索或者麦粒状结节。

另外还有不规则形态结节。

不同形态的反应物代表了不同的病证。一般认为扁平结节及细条索多表示慢性病;梭状结节及粗条索表示急性病。同一部位出现不同的反应物,一般代表不同的疾病,如肺俞附近出现梭状结节多见于急性肺炎,出现条索多见于慢性支气管炎,出现扁平结节或椭圆形结节多见于肺结核病人。

(一)经脉触诊

《灵枢·刺节真邪》篇言:"用针者,必先察其经络之实虚。"《灵枢·经水》篇提出:"审、切、循、扪、按及视其寒温、盛衰。"《灵枢·邪客》篇"肺心有邪,其气留于两肘;肝有邪,其气留于两腋;脾有邪,其气留于两髀;肾有邪,其气留于两腘。"这些记载说明经脉触诊是整个针灸治疗过程中取穴、针刺的前提和基础,触诊时应采用不同的触诊手法,来诊断疾病的寒热、虚实。经脉触诊法就是医者利用手指的指腹触摸患者经脉循行部位,根据经脉局部的结节、条索、虚软陷下、压痛、寒热等异常反应,结合经络与脏腑的隶属关系,来诊断疾病的方法。十二经脉在体表有广泛的循行分布,沿经脉循行部位触诊是经脉触诊的主要方法。

(二) 皮部触诊

《素问·皮部论》:"凡十二经络脉者,皮之部也。"十二皮部是十二经脉功能活动反映于体表的部位,也是络脉之气散布之所在。脏腑经络病变还在体表皮部有反映:触摸皮肤可有温、凉、润滑、厚薄、粗细、坚柔、凹凸、如筋、如索、如结、如珠、如黍米、如小锤、如横木等异常情况;患者自我感觉皮部的情况(可从问诊中获得)可有皮部酸、麻、胀、痛、木、沉、紧、坚、温、凉、冒凉气、有热流感、如有蚁行、如蠕动、气行如电流、如水流等感觉。有人对胆囊炎、胆石症患者体表的毛细血管及浅静脉进行观察,发现 16 例患者双侧胆经上见毛细血管分布密集,多呈网状扩张,呈紫红色,16 例患者于双侧或单侧丘墟穴前 3 厘米处的小静脉网见"瘀血"呈蓝色,而健康人则无此现象。

(三) 经筋触诊

十二经筋是十二经脉所连接的筋肉系统,故经筋是受经脉支配的,即"脉引筋气"。经筋分布与十二经脉大致相同,但以其独特的"结聚散络",呈向心性分布,循行体表,贯穿肌肉之间,主司关节运动。因此,经筋的病候,实质上就是经脉所属的筋肉系统的证候群。其病候大多表现在运动功能方面,如经筋的牵引、拘挛、弛缓、转筋、强直、抽搐和牵掣痛等。如《灵枢·经筋》篇云:"足太阳之筋,起于足小趾,上结于踝,邪(斜)上结于膝,其下循足外踝,结于踵,上循跟,结于腘……"经筋的病候多表现在运动方面,筋脉的牵引、拘挛、弛缓、转筋、强直和抽搐等。如:《灵枢·经筋》篇云:"足太阳之筋……其病小趾支跟肿痛,腘挛,脊反折,项筋急,肩不举,腋支缺盆中纽痛,不可左右摇",等等。因此,经筋触诊重点诊察关节、肌腱等经筋结聚之处是否有结节、条索、压痛出现或者皮肤色泽、感觉异常等;若非结聚之处出现转筋、疼痛之处则还需进一步查看是否有局部皮肤色泽、温度改变或感觉异常等。

(四) 腧穴触诊

腧穴触诊就是通过触摸腧穴部位的反应物如丘疹、斑点、疮疡、结节、条索状物、压痛等来进行诊断疾病的方法。

《灵枢·本脏》篇:"视其外应,以知其内脏,则知病矣。"《灵枢·背腧》篇:"欲得而验之,按其处,应在中而痛解,乃其腧也。"本句虽是说通过按压经络痛点,从而明确五脏背俞穴所在,但是却强调说明腧穴的位置与疾病的反应点相关。《灵枢·九针十二原》篇曰:"五脏有疾也,应出十二原。"《灵枢·官能》篇曰:"察其所痛,左右上下,知其寒温,何经所在。"《备急千金要方》记载:"以痛为腧"、"灸刺皆验"。

从临床研究来看,一些特定穴和脏腑疾病有着密切的关系,如有研究者通过大量病例观察发现,当内在脏腑发生病变后,可在本脏腑所属的原穴上出现阳性反应,如腧穴表面络脉色泽的变化、压痛、皮下结节、皮肤隆起、凹陷,以及皮肤电阻变化等。有人曾在常规取穴治疗牙痛效果不理想的情况下,运用经穴压痛诊断手法,按压患者厥阴俞痛点,刺之立刻见效,乃知此心主代神明之府而行令所致也。有报道,有人对 475 例胃、肝、肺、肠、心及肾病的患者进行了穴位检查,发现不同的病在不同的穴位有明显的病理反应,而且穴位反应随病情的转化而变化,病愈时则反应消失。

在临床实践中,运用经络切诊寻找经穴压痛点是十分必要的,特别是在常规选穴效果不理想的时候,通过经络切诊选取的穴位,常能取得较好的效果。有研究表明,根据人体在新陈代谢过程中伴随可见光的产生和变化对体表冷光进行研究,发现无论是特定穴或非特定穴,都分别具有较非穴部位非常显著的高发光特性,正常人双侧相同部位发光对称,而病人有左右发光不对称的穴位,称其为病理发光信息点。这种病理发光信息点在心脏病中表现在少冲、少泽;感冒表现在少商;肌肉痉挛表现在商阳、中冲;高血压病人表现在中冲等。

临床如果出现复杂病机时,亦可借助穴位触诊加以诊断。以咳嗽为例,"五脏六腑皆令人咳,非独肺也",究竟病在何脏何腑,或以何脏何腑为主,即可从脏腑中的"俞"、"募"穴触诊加以鉴别。有人治疗紧张性头晕头痛症,在头部循经按摩,以指下的筋结、条索状物或产生的麻痛感为阳性反应点进行针刺治疗,总有效率为96.1%。有人对136例经钡餐检查诊断为胃、十二指肠球部溃疡患者,在腹部任脉、上腹部两侧胃经、腰背两侧膀胱经第一侧线上的腧穴及下肢胃、胆经上的穴位进行按压,结果发现经穴按压诊断与胃肠道钡餐诊断的差异无显著性,对胃肠病诊断有一定可行性,并发现腧穴对定位诊断有意义。

附1:十二经脏腑病触诊部位和穴位参考

1. 肺经　肺俞、中府、孔最、膏肓、尺泽。

肺经实热时,胸椎1~3旁开0.5寸处有压痛,滑肉门和大巨亦有压痛。肺经气不畅时,膻中有压痛。肺经虚寒:风门和大杼有酸沉感。咯血或便血:孔最有压痛,或压时有酸沉感。经气虚衰时,膏肓呈高肿或凹陷,或弹性降低、皮温下降。

2. 大肠经　大肠俞、天枢、温溜、曲池、合谷。

大肠经实热或排泄障碍时,曲池、肺俞、天枢有压痛。经气郁滞时,大巨有压痛。肠炎时,手三里、上巨虚、天枢压痛明显,皮温高于邻穴。慢性肠炎时,皮温低下,触有快感。

3. 胃经　胃俞、中脘、梁丘、足三里、丰隆。

胃经有实热:中脘、梁丘有压痛。胃酸过多:巨阙、不容呈压痛。胃经虚寒:按压中脘、足三里有舒服感。胃溃疡:胃俞及其外侧有过敏点。再按压臀端时,压痛放散至膝以下者。胃痛剧烈:天宗有明显压痛,按之可止痛。

4. 脾经　脾俞、章门、地机、大包。

消化不良或运化失常时,脾俞、章门、大包均有压痛;血行失和:脾俞呈现绷紧或压痛;脾热、经气阻滞:地机穴有明显压痛;脾虚作胀:脾俞穴按之酸沉或皮温低下。

5. 心经　心俞、巨阙、阴郄、少海。

心经火旺:心俞内侧有压痛;心脏瓣膜疾患:巨阙发胀,心俞外侧至膏肓处有过敏点;经气虚、功能低下:心俞、三阴交、水分、肾俞均有压痛。

6. 小肠经　小肠俞、关元、养老、小海、下巨虚。

小肠经病:小肠俞、关元、养老有反应。风寒所侵时,天宗、风门、小海均有压痛。小肠经病移于心经时,取关元是有效的。如灸关元治心律不齐。小肠经气受阻的肩肿痛时,下巨虚呈压痛,针之有效。小肠俞部位的腰痛,养老有明显压痛,针之有效。

7. 膀胱经　膀胱俞、中极、金门、委中、昆仑、天柱、八髎。

膀胱实热:委中穴皮温高,络脉充盈。湿热下注,经气受阻,中极、金门、膀胱俞有压痛;被风寒所侵,天柱、八髎、承山呈压痛。经气虚时,按中极、膀胱俞有快感。

8. 肾经　肾俞、京门、水泉、水分、肓俞。

肾经为病:水泉、水分、肓俞均见压痛。肾脏为病:肾俞、京门有压痛。当肾排泄功能受累时,筑宾穴呈阳性反应(硬结、压痛)。因此,灸筑宾有解毒之效。泌尿系有故障时,八髎穴有压痛。

9. 心包经　厥阴俞、膻中、郄门、大陵。

情志不遂、哭笑不定:膻中、郄门、丘墟均有明显压痛。妇女月经失常、痛经或少腹有瘀血时,间使至郄门处绷紧或压痛,针之可调经止痛逐瘀。心悸动,按压厥阴俞、膻中有缓解之效,灸之亦效。

10. 三焦经　三焦俞、石门、委阳、会宗。

三焦经气受阻,会宗、委阳、石门均呈压痛。经气实热,三焦俞区域绷紧,会宗压痛强烈。尿闭,属三焦经气不宣者,石门呈胀满。

11. 胆经　胆俞、日月、天宗、京门、阳陵泉、外丘。

胆囊炎时,日月、京门、天宗有压痛。胆经实热:外丘皮温高。经气虚:按胆俞、日月有舒适感。

12. 肝经　肝俞、期门、中都、曲泉。

肝经郁滞(失眠、易怒、高血压):肝俞多见高肿、压痛,中都呈强压痛。肝经实热(肝炎),内踝上二寸至中都处呈过敏带,阳陵泉与外丘有时亦呈压痛。性功能失常:曲泉按之痛或酸麻。

附2：三部九候脉诊法

《灵枢·九针十二原》篇曰:"凡将用针,必先诊脉。"《素问·离合真邪论》云:"审三部九候之盛虚而调之,察其左右上下相失及相减者,审其病藏以期之。"然后"待邪之至时而发针泻矣"。临床医者若"刺不知三部九候病脉之处,虽有大过且至,工不能禁也"。

《素问·三部九候论》记载:"帝曰:何谓三部? 岐伯曰:有下部,有中部,有上部,部各有三候。三候者,有天、有地、有人也,必指而导之,乃以为质。上部天,两额之动脉;上部地,两颊之动脉;上部人,耳前之动脉。中部天,手太阴也;中部地,手阳明也;中部人,手少阴也。下部天,足厥阴也;下部地,足少阴也;下部人,足太阴也。故下部之天以候肝,地以候肾,人以候脾胃之气。帝曰:中部之候奈何? 岐伯曰:亦有天,亦有地,亦有人。天以候肺,地以候胸中之气,人以候心。帝曰:上部以何候之? 岐伯曰:亦有天,亦有地,亦有人,天以候头角之气,地以候口齿之气,人以候耳目之气。"

附3：人迎寸口脉诊法

《灵枢·禁服》篇记载:"寸口主中,人迎主外,两者相应,俱往俱来,若引绳大小齐等。"《灵枢·四时气》篇亦曰:"气口候阴,人迎候阳也。"因此,古人在诊病时往往是人迎与寸口互参。《灵枢·论疾诊尺》篇并谓:"人病,其寸口之脉,与人迎之脉小大等,及其浮沉等者,病难已也。"尽管在《灵枢·禁服》《灵枢·终始》《素问·六节脏象论》等篇有许多人迎与寸口相参的论述,但远不及其他篇章论述寸口脉的内容为多,说明在二者之间古人更重视寸口脉。

《灵枢·经脉》篇详细记载寸口与人迎脉体大小差异与疾病虚实的关系,如"肺手太阴之脉……盛者寸口大三倍于人迎,虚者则寸口反小于人迎也。""大肠手阳明之脉……盛者人迎大三倍于寸口,虚者人迎反小于寸口也。""胃足阳明之脉……盛者人迎大三倍于寸口,虚者人迎反小于寸口也。""脾足太阴之脉……盛者寸口大三倍于人迎,虚者则寸口反小于人迎也。""手少阴之脉……盛者寸口大再倍于人迎,虚者寸口反小于人迎也。""小肠手太阳之脉……盛者人迎大再倍于寸口,虚者人迎反小于寸口也。""膀胱足太阳之脉……盛者人迎大再倍于寸口,虚者人迎反小于寸口也。""肾足少阴之脉……盛者寸口大再倍于人迎,虚者寸口反小于人迎也。""心主手厥阴心包络之脉……盛者寸口大一倍于人迎,虚者寸口反小于人迎也。""三焦手少阳之脉……盛者人迎大一倍于寸口,虚者人迎反小于寸口也。""胆足少阳之脉……盛者人迎大一倍于寸口,虚者人迎反小于寸口也。""肝足厥阴之脉……盛者寸口大一倍于人迎,虚者寸口反小于人迎也。"

第四节　经　络　问　诊

　　问诊是通过询问病人或陪诊者,以了解疾病发生、发展、治疗经过、现在症状、既往史等有关情况的一种方法,是四诊的重要组成部分。经络问诊则重点询问患者经络循行分布部位出现的疼痛、麻木、结节、陷下、肿胀、丘疹、温度改变及感觉异常等变化。

一、问疼痛

疼痛是经络肢体病变最常见的症状。问疼痛主要包括问疼痛性质和部位。

(一) 疼痛性质

1. 胀痛　痛有胀感,谓之胀痛。以胸、胁、脘、腹、腰、骶部胀痛最为常见。外感风寒或恚怒伤肝,经脉挛急,经气运行不利,常成此证。胀痛单纯属气滞者少,兼见血郁、湿滞者多。

2. 窜痛　疼痛部位游走不定,谓之窜痛。如《素问·脏气法时论》记载:"肝病者,两胁下痛,引少腹……虚则目无所见。"相应经脉的经气运行不利,经脉挛急可见沿经络所过部位出现的疼痛症状。

3. 重痛　疼痛兼有重感,谓之重痛。湿滞体表常见此证。《金匮要略》所谓"腰下冷痛,如带五千钱",即属湿滞腰部经脉而呈重痛实例。

4. 刺痛　痛如针刺谓之刺痛。有外伤病史,或痛程较长,或痛点固定不移,属于血瘀。若系新病,部位并无定处,可因经脉挛急所致,不是瘀血阻络,应当明辨。

5. 掣痛　经脉挛急而痛,谓之掣痛。寒主收引,经脉因寒而挛,牵引小络则作痛。《素问·举痛论》言:"寒气客于背腧之脉,则血脉泣,脉泣则血虚,血虚则痛,其腧注于心,故相引而痛。"如《金匮要略》中胸痹病之栝楼薤白半夏汤证之"心痛彻背",以及乌头赤石脂丸证之"心痛彻背,背痛彻心"。但偶有因热而痛者。如暑温热入心包(大脑)而呈暴痛如裂即是一例。

6. 绞痛　疼痛剧烈犹如刀绞,谓之绞痛。机制不一,或因中寒气闭,胃肠经隧挛急、套叠而者;情绪激动,包络挛急,心区绞痛者;胆液凝结成石,阻塞胆道而痛者;或因尿液凝结成石,阻塞尿道而痛者。凡此种种,均因经脉痉挛或阻塞不通使然。但肿瘤后期剧痛难忍,不属此例。

7. 冷痛　痛处觉冷或遇冷即痛,谓之冷痛,病性属寒。多因寒滞经脉、关节,津血痹阻所致。也有自身阳虚，经脉失温而致者。如"肾着之病，其人身体重，腰中冷，如坐水中，形如水状，反不渴，小便自利……"因寒湿留着于腰部经络肌肉，致阳气痹着不行而致。

8. 热痛　痛处灼热谓之热痛。是气郁化热，津凝成湿，血郁于络，阻滞不通的综合反映，病性属热。如体表之疮、痈、疔、疖，或龈肿而痛、胃痛、腹痛等，都是局部病变。如乳房属足阳明胃经、足厥阴肝经。风热毒邪侵袭肝胃二经，以致气血痹阻而成。由于肝郁胃热，塞滞经脉，营卫失调，则红肿硬痛；热毒壅遏太盛，故溃败成脓。

9. 隐痛　局部微痛不休，谓之隐痛。多由局部气血微结不通，或糜烂久不愈合，或气血亏损不能温养经脉所致。见于多种慢性病中。

10. 虚痛　经隧空虚而痛，谓之虚痛，病性属虚。气虚、血虚皆能致此，如饥饿则胃部疼痛，乃气虚而挛也；吐、衄、血崩，大量失血而心区绞痛，小腹急痛者，乃血虚而挛也。如牙齿痛、面颊部肿胀属手阳明大肠经的是动病。

有研究者提出以拇指指腹或中指指腹在穴位上以中等程度的力量按压或揉动，询问患者压痛反应及程度，并观察患者面部表情，同时将穴位压痛分为3级：压之不痛为阴性；压之疼痛，有皱眉痛苦表情者为阳性；压痛明显并有躲避拒按反应为强阳性。有学者确定了检查姿势、检查步骤、中心定位、穴位触诊法、穴位检查记录法，并指出在检查穴位时除了按压，还要有滑动、按揉等，并强调结合此类穴位扣压进行问诊。

（二）疼痛部位

问疼痛部位的目的在于根据疼痛部位判断疼痛归属何经，为经络辨证提供依据。经络与脏腑有密切相关性，脏腑的病变可以反映到体表的一定部位，例如，两胁疼痛，多为肝胆疾患；缺盆（锁骨下窝）疼痛，多为肺的病变。这是因为，两胁是足厥阴肝经和足少阳胆经所循行的部位；缺盆则是手太阴肺经所过之处。又如，头痛在前额者多与阳明经有关，痛在两侧者多与少阳经有关，痛在颈项者多与太阳经有关，痛在巅顶者多与厥阴经有关。此外，脏腑的病变有时还会在经气聚集的某些穴位处，出现各种异常反应，如麻木、酸胀、疼痛，或触摸到条索状、结节状的改变等。《笔花医镜》将各脏腑生理特点、病证及处方用药予以系统总结。其中就涉及各脏腑所络属的经脉循行所过及其外在的病候表现，使脏腑病证涵盖了经脉病证。在谈到肝部病证时不仅论述了肝脏病症，还述及肝经病候，"自两胁以下及少腹阴囊之地皆其部位，最易动气作痛，其风又能上至巅顶而痛于头。"即循肝经所过而出现肝的病症，故肝部疾病常见胁痛、头痛、腹痛、小腹痛、疝气等，并可以此作为肝病的辨证依据。足太阴脾经"是动则病舌本强，食则呕，胃脘痛，腹胀，善噫，得后与气则快然如衰，身体皆重。是主脾所生病者，舌本痛，体不能动摇，食不下烦心……"与功能性消化不良的临床表现大部吻合，故也可按脾经病证论治。

各种疾病在一定程度上均可通过一定的形式反映在体表线上，一般不外乎本经、表里经、同名经和表里经的同名经。如阳明头痛在阳白压痛，太阳头痛在天柱压痛，外感风寒头痛常在攒竹、天柱压痛，高血压头痛在期门压痛者为肝火上亢。

研究者运用经络辨证治疗腰痛病人414例，根据腰痛的性质及部位分为太阳、少阳、阳明、少阴、厥阴、太阴经辨证取穴治疗，取得良效。分析得知，临床上太阳、少阳两经腰痛为最多见，年龄多发于青壮年。太阳腰痛多为实证，少阴腰痛多为虚证。

内脏痛经常伴随其他部位（如皮肤或肌肉）的牵涉痛；持续性内脏痛可以导致产生牵涉痛区域内的痛觉过敏或触发点，其特点表现为对触觉刺激的痛阈降低和反应性增高。

二、问麻木

疾病过程中,患者可出现相应经络穴位处的麻木等异常感觉。问麻木可包括问麻木部位、麻木出现时间以及其他伴随症状,从脏腑经络整体观出发,以判断病位的深浅轻重。

根据麻木所在部位所属经络,有助于进行辨证诊断。麻感反应带除见于本经之外,尚可在表里经、同名经、表里经的同名经以及膀胱经等部位出现,可供临床诊断参考。例如肾炎,起初麻感反应可单独表现在肾经,或表现在相表里的膀胱经,继而表现在其同名的心经或是其表里经的同名经小肠经上而形成"经络环"。而心脏病变可先出现在心经或是小肠经,继而表现在肾经和膀胱经,最后也形成"经络环"。根据病情的轻重,可以单独反映在一二条经,或是四经一组共同表现出来。而肺心病患者可在心包经一组及肺经一组均反映出来。

在对疾病的诊断方面,《金匮要略·中风历节病脉证并治》云:"邪在于络,肌肤不仁;邪在于经,即重不胜;邪入于腑,即不识人;邪入于脏,舌即难言,口吐涎。"意即中络,为中风证情最轻者,证见口眼㖞斜,肌肤不仁,表现为肌肤的麻木,即病在络在经者,病位浅表、病情轻;在腑在脏者,病位在里、病情重,是脏腑辨证进一步发挥的理论基础,据此确定疾病深浅轻重。再如循经麻感反应带,是以内脏病为其存在和变化的条件,临床表现一般与病情呈正相关,即病情轻,则麻感带也轻;病情重,麻感带也重。如病情好转,出现麻感带变细、宽窄不匀、弯曲、断裂等;反之病情恶化,麻感带加宽,甚至相关各经均有。如临床上麻感反应带一般在发病初期或病情恢复期出现,以痛敏带为主要表现形式,或呈麻痛相间。体表浅感觉改变的性质以感觉迟钝(麻木)为主,而痛敏反应次之,内脏病在体表反应的部位则以循经之"经络环"为主,局部次之。这一发现,与西方学者海氏痛敏带单纯为神经皮节反应的论点不同。

三、问寒热

经络脏腑气血异常,可出现相应部位的寒热感觉异常。如《金匮要略》中"夫心下有留饮,其人背寒冷如手大",心的背俞穴在背,寒饮留心下,输注经穴,阳气不能展布,影响督脉温煦功能,故背部感到寒冷;还有"留饮者,胁下痛引缺盆,咳嗽则辄已",缺盆为足少阳胆经之所过,胁下为肝脉所布,又属气机升降之道,水饮停留在胁下,阻碍气机升降,肺失宣降而咳,咳则影响肝胆经脉,所以不仅胁下痛,缺盆亦引痛。这些都是脏腑发生病理变化,通过影响经络而出现的临床表现。

《金匮要略》:"手足厥寒,脉细欲绝者,当归四逆汤主之。"此条应为平素肝血虚少,复感寒邪之厥阴伤寒证,脉细主血虚,外来寒邪侵袭经脉,血脉不畅,四肢失于温养,故手足厥寒。

如《灵枢·经脉》篇手太阴肺经病候为"咳,上气,喘喝,烦心,胸满,臂内前廉痛、厥,掌中热"等。又如,《灵枢·经脉》篇:"手阳明之别……上曲颊,偏齿;其别者,入耳,合于宗脉。"故手阳明络脉病"实则龋、聋,虚则齿寒、痹膈。"《灵枢·经脉》篇手阳明大肠经"是动则病,齿痛,颈肿。是主津所生病者,目黄,口干,鼽衄,喉痹,肩前痛,大指次指痛、不用。气有余则当脉所过者热肿,虚则寒栗不复"。均详细记载了寒热感觉异常预示着相应脏腑经络的病理变化。

四、问其他循经异常

（一）循经性皮肤病

临床中我们可见一些患者的皮肤上沿着经络循行线出现斑疹,即循经性皮肤病。《素问·皮部论》:"欲知皮部以经脉为纪者,诸经皆然。"1954 年首次发现了与经络循行一致的炎性状表皮痣。这类皮肤病分布特点是与中医经络走向一致,而与皮肤末梢血管神经分布不一致。随着资料的积累,人们发现这类皮肤病与经络循行密切相关,故将其命名为"循经皮肤病"(可见的经络现象)。先天性循经皮肤病是机体固有规律的自然显现,提示人们考虑经络现象存在着先天因素。围绕循经性疼痛和异样感现象进行的大量研究也证实,古人论述的循经症候群客观存在。

临床上,我们可根据斑疹的色泽、出现的部位来判断出现病变的经络脏腑。如循经皮肤病,它沿着经络路线呈带状分布,可见于十四经及带脉上,其中发生于足少阴肾经最多,大肠经次之,肺及心包经再次之。循经皮肤病的出现,与该经所属的内脏病变有一定的关系,如肾经出现皮疹者常常有泌尿系统、神经系统精神方面的变化;出现在脾经的皮损多伴有消化系统的病变,如慢性腹泻、消化不良等。

（二）其他循经异常

足厥阴肝经绕阴器,上循于咽。湿热下注致前阴溃烂,而蕴积前阴之湿热又可循经上冲,阻遏津液上承,所以出现咽干。张仲景所论奔豚气特殊的临床表现"从少腹起,上冲咽喉,发作欲死,复还止",不仅与脏腑之肝有关,还与冲脉有关,因为冲脉起于胞中,夹脐上行,散布于胸中,再向上行,经咽喉,环绕口唇。《素问·骨空论》也讲到:"冲脉为病,逆气里急"。

足太阳膀胱经与足少阴肾经相表里,膀胱经循于脊柱两侧,肾主骨,二者对脊柱的功能都有影响,正如《灵枢·经筋》篇所言:"其病……在外者不能俯,在内者不能仰。故阳病者腰反折,不能俯;阴病者,不能仰。"腹背互为阴阳,相对平衡才能维持腰的功能正常,这与腰背部肌肉和腹部肌肉在维持脊柱运动和生物力学平衡的作用机制是一致的。一侧经脉气血痹阻不通会导致相关肌肉挛急或弛缓,影响脊柱生物力学平衡,可引发脊柱和脊柱相关疾病,以及自主神经功能紊乱。

心开窍于舌,心火上炎引起病人口舌生疮,同时患者自觉后脑沉重,玉枕穴可触到皮下松软结节,按之酸胀有舒适感,因心与小肠相表里,玉枕属同名经的膀胱经穴,治疗后往往随着失眠的改善,玉枕的异常反应消失,口腔溃疡也不治而愈。头昏病人自感头顶重胀,按之亦多松软舒适感。肾脏的病变常在筑宾有反应点。

第五节　经络仪器诊断

腧穴是人体脏腑经络气血输注出入的部位,在人体脏腑——体表信息传递过程中扮演着重要的角色。因此,经络腧穴携带着与脏腑组织功能活动密切相关的生理病理信息。目前,常用的经络腧穴诊断方法有望诊法、触诊法、电学、热学、光学、磁学测定法等,经络仪器诊断为丰富和指导经络腧穴诊断的临床应用提供了新的思路和方法。

一、经穴皮肤电阻测量

腧穴在电学方面的特性研究已经较为成熟和全面,人体试验和动物实验均表明电学特性在腧穴是普遍存在的,腧穴具有高导电量、低阻抗、高电压等电学特性,且具有非线性和惯性两大特征。经穴的低电阻抗特性具有形态学、生理学和生化等方面的基础。但由于研究结果不一致,存在一定的争议,国内外学者大多认为经络穴位存在低电阻现象,有较非穴为高的皮肤电位,并随机体不同功能状态而发生相应变化。基于此,人们研发了多种穴位电阻测定仪,其常见的测定方法和临床运用为:

(一) 操作方法

受试者测试前安静休息 10 分钟以上,在测试过程中保持肌肉放松和精神安定。在测试局部用生理盐水或酒精擦拭以清除污垢或脱脂。由于机械、温热或化学刺激可改变穴位的电学特性,故擦拭应轻柔,待皮肤外观恢复常态后方可测试。皮肤的角化、损伤、炎症、瘢痕等均会影响测试结果,测试时应予注意。在测试前应校正仪器的电源电压,并使其保持稳定。测试时室内温度、湿度等条件应相对稳定。

测试时应注意合理安放电极部位。如比较穴位与非穴位间的电学特性时,非穴点常选择距穴位中心点 1cm 以外的部位。目前常用的经络穴位电阻探测仪主要有两电极、四电极和多电极法三种。在穴位电阻测定仪使用过程中,两电极法直接比较两点间的电穴特性,测试时电极面积、电极对皮肤的压力、通电时间、电压等会对皮肤导电量产生影响,从而导致穴位电阻测定值不稳;四电极法测试皮下一小区域的电阻。与皮肤状况、电极湿润程度、压力大小、与皮肤接触时间的长短无关,对皮肤无刺激作用,测定值的重复性和稳定性较好;多电极法将多个电极置于肢体同一水平的不同经穴和非经非穴部位,在较短时间内检测各经脉之间、同一经脉上下腧穴之间的电学特性,在时间上具有较好的可比性。

近年来有关穴位伏安特性的检测亦有较多报道,采用输出的线性递增和递减恒流在穴位皮肤上做增减双程电流扫描,记录被测穴位在不同扫描电流值下的电压响应所形成的曲线。正常人腧穴及对照点的伏安曲线具有非线性和惯性两大特征。

另有研究者应用自制探测仪检测皮肤穴位与穴位内的电特性表现。应用传统的"干"式方法检测经穴电阻抗得到较为固定的人体皮肤电阻振荡频率,当用"湿"式直流电阻测定方法时,电阻振荡波动变化消失,即经穴皮肤电阻与经穴皮肤内电阻抗不同。

(二) 临床应用

经络腧穴电特性的检测以原穴、井穴的测定较为多见。原穴是最常用的测定电特性的腧穴。原穴是脏腑原气留止之处,正如《灵枢·九针十二原》篇所说:"五脏有疾也,应出十二原,十二原各有所出,明知其原,睹其应而知五脏之害矣"。脏腑发生病变时,就会相应地反映到原穴上。而井穴为经气始发之处,《灵枢·根结》篇将其比喻为经脉之根。与原穴、募穴、背俞穴相比,井穴的电阻更稳定。由于井穴为六对互为表里经络的起始或终末,表里经络通过井穴连接起来。故井穴也是用于经络诊断和疗效评价的常用有效穴位。

1. 不同功能状态下的经穴皮肤电特性表现　机体的精神、情绪、脏器生理功能发生较显著改变时对皮肤穴位电阻有明显影响,并且穴位电特性与季节、昼夜、气温等不同有关。研究发现:健康人胃经五输穴的体表阻抗在春、夏、秋、冬按足三里、解溪、陷谷、内庭、厉兑顺序规律降低。白天高于夜晚,下午高于上午,而十二经脉的表里经大致呈现昼夜周期性的同步变化,子时前,电位高,子时最低,子时以后又转升高。此外,机体不同解剖部位,不同生理状态如睡眠、运动、呼吸、进食、排便,或是压迫眼球、阻断前臂血行等,对穴位导电量均有影响。

2. **不同疾病状态下的经穴电特性表现**　当人体发生疾病时,有关经络穴位的电阻会发生相应变化。可表现为相关经穴电阻的改变或两侧穴位电阻不平衡。如在急性病理过程中,与患病器官有直接关系的经穴电位值增高;当发生慢性病理过程时,与该器官有联系的经穴电位则降低。

研究显示经穴低阻现象并非普遍存在,在穴位电阻检测过程中,容易受到多种因素的影响,包括受试者年龄、性别、受试者当时生理状态、穴位皮肤厚度、皮肤清洁程度、受试环境、探测电极上施加的压力、测量时间长短等,均可使穴位电阻抗测试结果不稳定,重复性差。穴位的电学特性是个性化的,因人而异,因性别而异;穴位的电学特性因病而变化,主要表现为病证相关经脉的两侧同名穴位的电学特性的失衡现象。

二、经穴皮肤温度测量

腧穴体表温度可在一定程度上反映机体的生理状态。经脉左右两侧同名穴位体表温度的差值(温差值)常作为反映机体生理变化的主要指标。研究腧穴温度特性使用的仪器主要有十多种,包括电皮肤温度计、半导体温度计、半导体点温计、数字温度计、个别自制的温差电偶、穴位测温仪,以及不同型号的红外热像系统。1970 年,法国最早应用红外线热像图摄影术来显示人体经络穴位。近年有关腧穴温度特性的研究多采用红外热像技术对穴位体表温度进行检测。

(一)腧穴温度特性

1. **操作方法**　受试者进入实验室后,提前松解内衣,静坐 20 分钟以适应环境,之后采取端坐姿势,暴露测试部位。操作者将红外热像仪固定,镜头对准测试部位,分别摄取红外图像。在检测过程中,保持室温及相对湿度稳定,空气无明显流动,周围无强噪声和电磁源。

2. **临床应用**　生理状态下,穴位部位的温度比其周围组织高约 0.5 ~ 1.0℃。有研究发现,健康成年男子的胸、腹部有较周围高 0.5 ~ 1.0℃ 的高温点和高温线,其分布虽有个体差异,但与募穴部位相符。高温点的位置恒定,四季不变,其热传导率也较周围组织高。自然条件下,经络穴位处皮肤温度可能与周围皮肤不同,可高于或低于周围皮肤温度,即经络穴位处容易出现与周围皮肤温度不同的温差点;与非经络处皮肤相比,受刺激后经络带的温度反应更大。

病理状态下,经络穴位的温度变化可能与人体病变有关,人体两侧对应的同名穴位温度差值过大也可以做为经络失衡的依据;而刺激穴位后,可以引起该条经络循行区域的温度上升或下降。

(二)知热感度检测

经穴知热感测定法是通过测定经络井穴热敏感反应程度,从而判断经络病证的方法。此法由日本针灸学家赤羽幸兵卫于 1950 年提出,因此又称之为赤羽指数测定。

1. **操作方法**　受试者安静平卧,显露手足待测部位。用点燃的灸用线香按 1 ~ 2 秒/次的频率一上一下地灼烤十二经井穴,线香与皮肤熏灼点距离 2 ~ 3mm。当受试者感到灼热痛时立即示知,记下灼烤次数即为该经井穴的赤羽指数。求出全身 24 个井穴的赤羽指数平均值,并对全身十二经脉的同名井穴左右差值进行比较。若某经脉井穴的赤羽指数小于 1.5 倍平均值,则该经脉病证属实证;若某经脉井穴的赤羽指数大于 1.5 倍平均值,则该经脉病证属虚证。

该法后经改良,固定线香与皮肤之间的距离,使用时间节拍器记录时间,将判读方法与统计学方法相结合,引入中位数、热敏系数、不均衡指数等判读指标,还增加了原穴测量系统,包括十二经原穴,膏之原穴和肓之原穴以及八脉交会穴。

2. 临床应用　知热感度检测可作为一种客观有效的检测方法。根据经络知热感测定法取十二经脉四肢末端的井穴及奇经八脉的交会穴,测定各条经络的虚实盛衰,可用以指导背部选穴和相应针灸补泻治疗。如以手足十二井穴为测定点,逐步测定,将手足井穴各为一组,求其算术平均值,规定正常范围,不足为虚,超过为实,判断病变经络及病性虚实指导选穴治疗,用穴不多,且疗效显著。有研究者观察经络热度感测—背俞穴疗法对慢性疲劳综合征的疗效,对比 60 例患者治疗前后的症状、体征和热敏度检测数据,统计总有效率达98.3%。有人对 30 例常见疾病患者进行经络诊断,检测其治疗前后十二井穴、原穴的皮温变化,发现某一部位或器官的病变,可引起相关经脉的平衡失调而导致穴位温度的改变,并可据此指导临床取穴治疗及作为治疗效果的客观指标之一。知热感度作为检测指标的原理,推测是因气血不足常常就是微循环的障碍与组织液的不足,穴位及经络通道中的组织液含量少,则作为溶质的运输能力就减弱,经络的传导速度就减慢。

三、经穴皮肤红外光谱测量

任何物体的温度在绝对零度(-273℃)以上都有分子的热运动,而分子热运动以红外热辐射的形式向外界散发着能量。任何有生命的物体都可以自发地辐射出一种极其微弱的光子流,即生物超微弱发光。红外辐射是指波长范围介于可见光与微波之间,即 0.75 ~ 1000μm 的电磁辐射。从光谱图上看,它正好位于红光之外,因而被称为红外辐射。人体是一个天然的红外辐射源,发射 1 ~ 30μm 的连续红外光谱。红外热像仪所检测的红外辐射波段很窄,仅 3 ~ 6μm 的波长范围,为能检测出淹没于人体体表温度热致红外辐射中的微弱的特征性穴位自发红外辐射,研究人员已将红外光谱技术运用到检测经穴的红外特性方面。

(一) 操作方法

受试者在测试前 30 分钟进入测试室,裸露测试部位,静坐休息以适应环境。受试者处于自然体位。室内环境温度和湿度保持稳定。将穴位皮肤轻轻贴于仪器探头,用红外光谱检测装置检测人体腧穴处波长 1.5 ~ 16μm 范围的红外辐射的光谱。该装置利用高灵敏度碲镉汞($Hg_{1-x}Cd_xTe$)红外传感器并除以 35℃黑体辐射扣除人体自身温度产生的宽谱热辐射背景,可进行光谱分析,灵敏度较高。

(二) 临床应用

不同个体在不同温度下,其红外辐射的波长和强度也各不相同。人体红外辐射可反映人体脏器和全身各部的代谢变化,其经络腧穴的自发红外辐射中应含与其功能有关的生理、病理信息,是人体生命活动的外在表现。人体红外辐射不仅和热辐射有关,还存在其他的光子辐射。光谱分析发现,腧穴红外光谱扣除黑体辐射的光谱在 2 ~ 2.5μm 和 15μm 附近出现了两个高辐射峰,可能和能量物质 ATP 与二磷酸腺苷(ADP)转化和糖代谢的能量释放有关,而且穴位点的红外辐射强度要比非穴位点高,说明穴位点的 ATP 能量代谢比周围要高。

穴位与非穴位区的红外辐射强度的差别较大,但其光谱特性具有较强的一致性。冠心病患者两侧内关穴辐射强度失衡的波长数明显多于正常人,表明患者两侧穴位严重失衡;冠心病患者的神门穴在多个波长上的红外辐射强度与正常人的相比有显著差异,提示冠心病患者相关穴区的能量代谢和气血功能活动低下。比较不同证型乳腺增生病患者任脉经穴膻中穴体表红外辐射的光谱特性,发现膻中穴体表红外辐射强度存在一定差异性,阳证、实证(肝郁痰凝型)经穴红外辐射强度较阴证、虚证(冲任失调型)高,从热学特性角度提示中医虚证、实证可能与人体能量代谢的改变有关。

四、经穴皮肤磁学、声学、微循环等测量

(一) 经穴磁性检测

人体是一个磁场,有实验表明人体穴位磁场强度可呈上千倍的变化,磁场能影响癌细胞的代谢,能提高细胞免疫能力。经络存在着无形(电磁波、能量与信息)与有形(化学成分、组织与形态)二重基本特性,而且也显示循经有电磁振荡和化学效应传递的事实。

1. 操作方法　受试者在测试前20分钟进入测试室,裸露测试部位,静坐休息以适应环境。受试者处于自然体位。采用X线衍射法拍摄体表经络穴位磁场,或以超导量子干涉仪(SQUID)观察电磁波循经络的振荡,运用生物磁测量方法进行观察。

2. 临床应用　穴位是人体电磁场的活动点或敏感点,而经络则是电磁传导的通道。运用生物磁测量方法,对十二经脉和奇经八脉的循行路线进行的观察发现,各经脉伴随有磁振动线出现,其循行线与经脉大致相同。临床中可应用SQUID观察到电磁波循经振荡,并观察到经穴内外的差别,左右的差别(特别是男左女右的差别),病人与健康人的差别,均有显著性意义;还观察到针刺、磁疗前后的脑、穴磁频谱变化及双向调整作用以及心磁、胃磁病理调整变化。有学者认为,当心肌收缩时产生强大的兴奋电流,心电沿血流传导时,可以在血管周围形成具有搏动性的交变电磁场,而全身形成的综合矢量电磁矩网络,即为经络存在的物质基础。还有学者认为,人体时刻都相对磁场做着复杂的运动,这些运动必然产生人体内电荷的位移,经络即是这些电荷运动的主要通道。

(二) 经穴声学检测

1. 操作方法　受试者在测试前20分钟进入测试室,裸露测试部位,静坐休息以适应环境。受试者处于自然体位。以一定机械力作用于经络线上的某一点,检测通过该点发出的声音与非经络线的皮肤发出的声音的差别,表现为音量加大,声调变高;而当压迫经络上某一穴位后,该点可以发出一种特殊的声音,循经向两个方向传导,即是指经络的导声性。可采用声波输入系统和声波检测系统进行探测。用声波输入系统向穴位输入低频声波,以声波检测系统在穴位所在经脉其他穴位处记录声信号。

2. 临床应用　经络具有发声和导声的特性。近年来,有学者采用低阻抗、高振动音两种方法进行经穴声学检查。声测胃经体表循行线的研究证实,每一个检测点上均测到了与输入声波频率、波形一致的波,说明检测波均由输入波传导而来,经络循行线上测得的声波波幅值明显大于两侧对照点,其传导轨迹与古文献描述的胃经体表循行路线基本一致,并得出胃经各穴的最佳输声频率均在 $39.8 \sim 50.2 Hz$ 之间。

研究人员发现,心包经隐性感传线不仅是一条敏感线,也是一条低阻抗线和高音线。还有研究者对十二经及旁开部位进行了声信息检测,差异有显著性意义,声波刺激大肠经产生

结肠功能效应;实验发现双向传导特征及感传显著者与无感传者声波振荡的差别;在对大肠经体表循行线检测的实验中发现,大肠经的平均传声速度为 11～14.5m/s,肺经为 10～11.4m/s,二者基本相仿。在声测胆经体表循行线发现,胆经下肢部各穴的波形最稳定,循经性波出现率最高,至胸胁部明显下降,到达头面部又有所提高。还观察到刺激羊"足三里"与其进食时胃电图变化一致性。

(三) 经穴微循环检测

1. 操作方法　受试者在测试前 20 分钟进入测试室,裸露测试部位,静坐休息以适应环境。受试者处于自然体位。室内环境温度和湿度保持稳定。以激光多普勒血流仪的探头贴于穴位处,不施加任何外力于局部皮肤,检测相关穴位深部组织的微循环血流灌注量,待数值稳定(约 30 秒)后,记录数据。

2. 临床应用　健康人面部左右侧穴区血流灌注量对称性较好。经穴深部组织微循环血流灌注量均比非经非穴点高,因腧穴的物质交换和能量代谢较非穴旺盛,微循环较非穴畅通。利用穴位微循环检测,对人体健康状况进行评估,在脏腑疾病诊断等方面有其应用潜力。

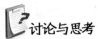 **讨论与思考**

经络诊断方法的现状与发展前景,以及未来的影响。

第四章 经络诊断的临床实践和案例分析

经络诊断是中医诊断学的重要组成部分,明确经络诊断和辨证与其他中医诊断辨证方法的区别与联系,掌握经络辨证的临床运用要点,学会从案例分析中汲取经络诊断和辨证的间接经验,对于熟练运用经络诊断理论与方法,提高针灸临床诊疗水平具有重要意义。

第一节 经络诊断的临床运用概述

一、经络诊断与中医其他诊断方法的关系

经络诊断作为独特的诊断方法,是在中医其他诊断方法的基础上,根据经络的循行及属络脏腑的生理、病理为依据,来确定病性、诊断疾病。其主要的诊察对象是经脉(十二正经、奇经八脉)、络脉、经筋、皮部。

中医四诊的望、闻、问、切是中医诊察和收集疾病有关资料的基本方法,是中医辨证施治的重要依据。中医辨证方法皆离不开四诊,经络诊断是中医诊断方法的重要内容之一,也主要靠四诊手段获得疾病病候特征,也需遵循"整体诊察、诊法合参、病证结合"的基本诊察原则。此外,经络"内属脏腑,外络肢节"的联络作用决定了经络诊断与中医其他诊断方法相互包含,相互为用。以脉诊为例,脉诊源于经络诊察,起初的三部九候脉诊("上部天,两额之动脉;上部地,两颊之动脉;上部人,耳前之动脉。中部天,手太阴也;中部地,手阳明也;中部人,手少阴也。下部天,足厥阴也;下部地,足少阴也;下部人,足太阴也。"《素问·三部九候论》)是全身性经络切诊的一个重要组成部分。而后发展起来的人迎-寸口脉诊用于分析疾病的病程进展及病性虚实;跌阳脉、太溪脉分别诊阳明经、肾脉的盛衰。现在最常用的"独取寸口"脉诊。其理论依据主要在于:首先,寸口为手太阴肺经气血会聚之处,且寸口所在之处有脉会穴太渊;其次,肺脉起于中焦,中焦为生化之源,故寸口可反映全身气血阴阳的变化。以望诊中的舌诊为例:望舌是中医望诊的重要内容,除经络诊断外的其他诊断方法,舌诊的内容主要是观察舌质和舌苔两个方面的变化,望舌质包括舌的颜色、形态和动态,以查脏腑虚实、气血盛衰,望舌苔包括诊察舌质和舌苔,以察病邪的性质、深浅及邪正的消长。而经络诊断在这些诊断方法的基础上又根据舌与经络的联系来进行诊断,使舌诊的范围包括舌质、舌苔以及舌下络脉的诊察。

总之,在临床诊断过程中,以四诊八纲为基础,以整体观念为指导,将经络诊断与中医其他诊断方法结合贯通,全面诊察,可以更有效地指导临床。

二、经络辨证与中医其他辨证方法的关系

辨证是中医诊断的核心内容,中医学在历史上所形成的辨证分类方法有多种,临床常用的有八纲辨证、气血津液辨证、脏腑辨证、六经辨证、卫气营血辨证、三焦辨证和经络辨证。八纲是辨证的基本纲领。可以从总体上分别反映证候的部位、性质和类别。任何一种病候,都可以用阴、阳、虚、实、表、里、寒、热八纲加以归纳。中医的其他辨证方法(含经络辨证)均需以八纲为指导。脏腑辨证、经络辨证、六经辨证、卫气营血辨证、三焦辨证是八纲中辨表里病位的具体深化。即以辨别病变现阶段的病位(含层次)为纲,而以辨病性为具体内容。其中脏腑辨证、经络辨证均能从空间位置上辨别病变所在的脏腑,均可适用于内伤杂病的诊断,此外,经络辨证还可用于脏腑与肢体的内在病变关系的诊断;六经辨证、卫气营血辨证、三焦辨证则主要是从时间(层次)上区分病情的不同阶段、层次,主要适用于外感时病的辨证与诊断。而这些病变的不同阶段、层次的传变是以经络的气血流注顺序、经络循行位置为依据而诊断的。总之,八纲是辨证的纲领;脏腑、经络、六经、卫气营血、三焦等辨证,是辨证方法在内伤杂病、经络循行部位病、外感时病中的具体运用。临床可根据病情的具体实际而灵活选择恰当的辨证方法进行辨证与诊断。一般应遵循以下辨证规律:首先辨属外感时病、内伤杂病、经络部位病,再用八纲进行分析,以初步明确基本病性与病位。如是内伤杂病,一般以脏腑辨证为主,结合气血津液辨证、经络辨证等具体内容进行诊断。并结合六淫、疫毒等内容进行辨证与诊断。六经辨证中的三阴病证,实际上主要属脏腑辨证的内容。经络循行部位的证候表现明显时,应选用经络辨证进行诊断。

第二节　经络辨证的临床应用

一、经络辨证的思维

经络辨证是以经络理论为指导,依据经络的循行、功能、生理病理及与脏腑的联系,通过对经络、腧穴诊察收集的信息,特别是所出现的证候表现进行分析,得出疾病诊断和辨证结果的过程。核心内容包括辨证候与辨病位。

经络的病候分十二经脉病候、奇经八脉病候、络脉病候、经筋病候等,其中十二经脉病候,主要以"是动病"与"所生病"的形式记载在我国古代医籍中。早在湖南长沙马王堆出土的帛书《阴阳十一脉灸经》及张家山简书《脉书》就有出现。《阴阳十一脉灸经》将经脉的病候记述为"是动则病……","其所产病……"(即"所生病"),其后《灵枢·经脉》篇进一步完善"是动病"与"所生病"。络脉病候主要以虚实的表述出现在《灵枢·经脉》篇中,如"手阳明之别……实者龋、聋;虚则齿寒、痹膈"。奇经八脉病候以《内经》为基础,《难经》形成系统,《脉经》等又作补充。经筋病候主要出于《灵枢·经筋》篇中,如"手阳明之筋……其病,当所过者支痛及转筋,肩不举,颈不可左右视",等等。

辨病位是直接把病变部位作为依据,判断所属病变经络的辨证方法。由于经络在人体的分布既有明确的部位,又有规律可循,故可根据病变部位的分布进行辨位归经。特别是对有明确和固定部位的病证,均可用病位归经指导临床治疗。对经络辨证,应注重以下几点:

(一) 经络辨证的关键

辨经络属络脏腑的状态是经络辨证的关键。经络系统中十二经脉有属络脏腑,脏腑功能失调既可以通过病候的形式表现出来,也常通过经络表现于体表(经络循行线、腧穴)、经络的异常现象,所以,经络辨证首先应重视对脏腑功能分析及归纳。

(二) 经络辨证的重点

辨经络循行路线及组织器官的病证是经络辨证的重点。经络除了反映属络脏腑功能异常,还反映循行路线及相关组织器官病变,如肺经的临床表现,既有肺系病候,如恶风寒,头痛,鼻塞不利,无汗或汗出,咳嗽,喘息气急,咳吐痰涎唾沫,咳血等肺经属络脏腑病候;也有缺盆、胸前、上肢前臂部位疼痛,掌中红肿热痛,汗出、皮肤异常等肺经循行及相关组织器官病候。

(三) 经络辨证的特异性

对经络病位的辨析体现经络辨证的特异性。同样的症状,由于部位的差异,往往表现出不同经络的病变,例如头痛,如痛在巅顶,可辨证为厥阴经病变;如痛在前额,可辨证为阳明经病变;如是偏头痛,可辨证为少阳经病变;如痛在枕部,可辨证为太阳经病变。又如牙痛,下牙疼痛多为手阳明大肠经的病变,上牙疼痛多为足阳明胃经病变。

二、经络辨证的应用

(一) 病候归经

1. 十二经脉病候 十二经脉具体的病候归经见表4-1～表4-12所列。

表4-1 手太阴肺经病候归经

		是动病	是主肺所生病
手太阴肺经	属络脏腑病	肺胀满,膨膨而喘咳	咳,上气,喘喝,风寒汗出中风,少气不足以息
	经脉循行病	臂厥,缺盆中痛	胸满,臑臂内前廉痛厥,掌中热,肩背痛
	联系器官病		
	其他病	瞀	烦心、小便数而欠、溺色变

表4-2 手阳明大肠经病候归经

		是动病	是主津所生病
手阳明大肠经	属络脏腑病		
	经脉循行病	颈肿	肩前臑痛,大指次指痛不用,脉所过者热肿,虚则寒栗不复
	联系器官病	齿痛	目黄,口干,鼽衄,喉痹
	其他病		

表4-3 足阳明胃经病候归经

		是动病	是主血所生病
足阳明胃经	属络脏腑病	贲响腹胀	消谷善饥,胃中寒则胀满
	经脉循行病	骭厥	颈肿,循膺、乳、气街、股、伏兔、骭外廉、足跗上皆痛,中趾不用,膝髌肿痛,身以前皆热,身以前皆寒栗
	联系器官病		鼽衄,口喝,唇疹,喉痹
	其他病	洒洒振寒,善伸,数欠,颜黑,病至则恶人与火,闻木声则惕然而惊,心欲动,独闭户塞牖而处,甚则欲上高而歌,弃衣而走	狂,疟,温淫,汗出,大腹水肿,溺色黄

表4-4 足太阴脾经病候归经

		是动病	是主脾所生病
足太阴脾经	属络脏腑病	食则呕,胃脘胀,腹胀善噫,得后与气,则快然如衰,食不下	溏,瘕,泄,水闭
	经脉循行病		强立,股膝内肿、厥,足大趾不用
	联系器官病	舌本强	舌本痛
	其他病	身体皆重	体重不能动摇,烦心,心下急痛,黄疸,不能卧

表4-5 手少阴心经病候归经

		是动病	是主心所生病
手少阴心经	属络脏腑病	心痛	
	经脉循行病	臂厥	胁痛,臑臂内后廉痛,厥,掌中热
	联系器官病	嗌干,渴而欲饮	目黄
	其他病		

表4-6 手太阳小肠经病候归经

		是动病	是主液所生病
手太阳小肠经	属络脏腑病		
	经脉循行病	嗌肿,不可以顾,肩似拔,臑似折	颊肿,颈,颔,肩,臑,肘臂外后廉痛
	联系器官病	嗌痛	耳聋,目黄
	其他病		

表4-7　足太阳膀胱经病候归经

		是动病	是主筋所生病
足太阳膀胱经	属络脏腑病		
	经脉循行病	冲头痛,项如拔,脊痛,腰似折,髀不可以曲,腘如结,踹如裂,是为踝厥	头囟项痛,项,背,腰,尻,腘,踹,脚皆痛,小趾不用
	相关组织器官病	目似脱	痔,目黄,泪出,鼽衄
	其他病		疟,狂,癫疾

表4-8　足少阴肾经病候归经

		是动病	是主肾所生病
足少阴肾经	属络脏腑病	面如漆柴,喝喝而喘,坐而欲起,善恐,心惕惕如人将捕之	上气,肠澼,嗜卧
	经脉循行病	骨厥	脊、股内后廉痛,痿,厥,足下热而痛
	相关组织器官病	目䀮䀮如无所见	口热,舌干,咽肿,嗌干及痛
	其他病	饥不欲食,咳唾则有血,心如悬若饥状	烦心,心痛,黄疸

表4-9　手厥阴心包经病候归经

		是动病	是主脉所生病
手厥阴心包经	属络脏腑病	心中澹澹大动,面赤,喜笑不休	烦心,心痛
	经脉循行病	手心热,臂肘挛急,腋肿,甚则胸胁支满	掌中热
	相关组织器官病	目黄	
	其他病		

表4-10　手少阳三焦经病候归经

		是动病	是主气所生病
手少阳三焦经	属络脏腑病		
	经脉循行病	浑浑焞焞	颊肿,耳后,肩,臑,肘臂外皆痛,小指次指不用
	相关组织器官病	耳聋,嗌肿,喉痹	目锐眦痛
	其他病		汗出

表 4-11　足少阳胆经病候归经

		是动病	是主骨所生病
足少阳胆经	属络脏腑病	口苦,善太息,心胁痛	
	经脉循行病	不能转侧,甚则足外反热,是为阳厥	头痛,颌痛,缺盆中肿痛,腋下肿,胸胁,肋,髀,膝外至胫,绝骨,外踝前,及诸节皆痛,小趾次趾不用
	相关组织器官病		目锐眦痛
	其他病	面微有尘,体无膏泽	马刀,侠瘿,汗出振寒,疟

表 4-12　足厥阴肝经病候归经

		是动病	是主肝所生病
足厥阴肝经	属络脏腑病		胸满
	经脉循行病	妇人少腹胀	
	相关组织器官病	丈夫㿗疝,嗌干	狐疝
	其他病	腰痛不可以俯仰,面尘脱色	呕逆,飧泄遗溺,闭癃

十二经脉病候主要表现为所属络脏腑病、经脉循行病和相关组织器官病等,从上述列表可知,恶风寒,头痛,鼻塞不利,无汗或汗出,咳嗽,喘息气急,咳吐痰涎唾沫,咳血,缺盆、胸前、上肢前臂部位疼痛,掌中红肿热痛,汗出、皮肤异常、小便异常可归肺经病变;腹泻,腹痛,肠鸣矢气,腹胀,脐腹疼痛,泄泻或便秘,便血,凡拇指、食指、肩臂前侧疼痛、异常感,或咽喉肿痛、牙齿肿痛、鼻衄、目黄等津液失调所致病证可归为大肠经病候;消谷善饥,胃中有寒,脘腹胀满,饮食不下,恶心呕吐,呃逆,腹胀,大便难,肠鸣腹痛,下利,神志、精神病症,血证,里热证,面瘫,鼻衄,口唇疱疹,咽喉肿痛,胸痛,乳腺疾患,腹部水肿、下肢外侧疼痛、足背痛、足第二趾麻木,可归为足阳明胃经病症;腹胀、腹泻、不欲饮食、呕吐、水肿、黄疸、身体困重、贫血,舌根、胸部、肋间组织疼痛,下肢异常感(如足、膝关节疼痛,蹈趾活动困难)可归脾经病候;心痛、咽干、渴而欲饮、心胸烦闷疼痛、惊悸、健忘、神志异常、目黄、胁痛、肩与前臂疼痛、厥冷、手掌心热归心经病候;腹胀、腹泻或干结不通,小便清长或短赤频急热痛、涩滞不畅,甚则尿血,耳鸣、耳聋、目黄、咽痛,颌下肿,落枕,肩、肘、手臂外侧痛等可归于小肠经病候;小便排泄异常(尿闭,尿失禁等),头痛(包含后头痛、前头痛与巅头痛),眩晕,目黄、流泪、鼻炎、鼻出血、项背部痛、腰痛、髋关节屈伸不利、沿大腿至小腿后外侧剧痛、足小趾废用等病候归足太阳膀胱经;饥不欲食、面色黧黑、咳喘、咳血、心慌、气短、易惊、心痛、腹泻、黄疸,咽干、咽肿、口热舌干,腰脊及下肢痛、无力,足下热痛属肾经病候;腹胀、排尿异常、水肿,腋肿,肩臂痛、肘部挛急,手掌心热,面赤,目黄为心包经病候表现;耳鸣、耳聋、耳后痛、目锐眦痛,咽喉肿痛、颊肿,肩肘、前臂疼痛,小指、食指活动障碍,归于三焦经病候;口苦、爱叹息、胁痛,甚则呕胆汁,面色枯槁,皮肤无光泽;恶寒发热、疟疾,头痛、面颊肿痛、目锐眦痛、甲状腺肿、缺盆(锁骨上窝)中肿痛、胸胁痛、腋肿,大腿及膝部外侧以至小腿腓骨下段、外踝前各骨节的酸痛,第四足趾活动不利等为胆经病候;咽干、面色灰暗,胸胁胀满、呃逆,腹泻、遗溺、闭癃,腰痛活动不利、阴器挛缩、男子腹股沟疝、女子乳房胀痛等属肝经病候。

2. 奇经八脉病候归经　奇经八脉病候归经见表4-13。

表4-13　奇经八脉病候归经

奇经八脉	奇经八脉病候
督脉	脑转耳鸣、胫酸、眩冒,目无所见,懈怠,安卧;脊强反折;目风、眼寒;脊强而厥;不得俯仰,大人癫疾,小人风痫疾;脊强;头重
任脉	女子不孕,瘕、痔、遗溺、嗌干;男子内结、七疝,女子带下、瘕聚;其内苦结,男子为七疝,女子为瘕聚;实则腹皮痛,虚则痒瘙;苦少腹绕脐,下引横骨,阴中切痛
冲脉	逆气、里急;苦少腹痛,上抢心,有瘕疝、绝孕、遗失溺、胁之满烦也;宦者去其宗筋,伤其冲脉,血泻不复,皮肤内结,唇口不荣,故须不生;不孕,经不调
带脉	腹满,腰溶溶若坐水中;阳明虚则宗筋纵,足痿不用也;左右绕脐,腹腰脊痛,冲阴股也;苦少腹痛引命门,女子月水不来,绝继(经)复下止(也),阴辟寒,令人无子;男子苦少腹拘急或失精也
阳跷脉、阴跷脉	目不得瞑;病目而不得视者;阳缓而阴急——阴跷为病;阴缓而阳急——阳跷为病
阴维脉、阳维脉	苦寒热——阳维为病;苦心痛——阴维为病;诊得阳维脉浮着,暂起目眩,阳盛实者,苦肩息,洒洒如寒。诊得阴维脉沉大而实者,苦胸中痛,胁支满,心痛

奇经八脉具有统率、联络十二经脉,调节人体阴阳气血的作用。奇经八脉的病候,由其所具有的特殊功能以及循行的部位与所连脏腑器官所决定。督脉总督一身之阳,任脉总任一身之阴,冲脉为十二经之海。"冲为血海,任主胞胎",说明与月经、胎妊相关的疾病为冲任之病。冲、任、督三脉皆源于胞宫(一源三歧),且与足阳明胃经、足少阴肾经联系密切,所以冲、任、督的病候常与人的先、后天密切有关,并常反映为生殖功能的异常。如妇女月经不调、不孕、滑胎流产等病变常为冲任脉病候;带脉环绕腰腹,所以腰脊绕腹而痛及女子宫胞病(子宫脱垂、赤白带下)常为带脉病候。阳跷为足太阳之别,阴跷为足少阴之别,且阴阳跷脉交会于目内眦,具有主司肢节运动及主管眼睑开合功能,故肢体痿痹无力、运动障碍、目疾、眼睑病变均可归阴阳跷脉病候。阳维脉起于诸阳会,以维系诸阳经,阴维脉起于诸阴交,以维系诸阴经。寒热表证、阳证多为阳维脉病候;心胸、脘腹、阴中疼痛等里证、阴证多为阴维脉病候。

3. 络脉病候归经　十五络脉病候归经见表4-14。

表4-14　十五络脉病候归经

	十五络脉病候
手太阴络脉	其病实则手锐掌热;虚则欠𢭃,小便遗数
手阳明络脉	实者龋、聋;虚则齿寒、痹膈
足阳明络脉	其病气逆则喉痹瘁瘖。实则狂癫,虚则足不收,胫枯
足太阴络脉	厥气上逆则霍乱,实则肠中切痛;虚则鼓胀
手少阴络脉	其实则支膈,虚则不能言
手太阳络脉	实则节弛肘废;虚则生肬,小者如指痂疥
足太阳络脉	实则鼽窒,头背痛,虚则鼽衄

十五络脉病候	
足少阴络脉	病气逆则烦闷。实则癃闭,虚则腰痛
手厥阴络脉	心系实则心痛,虚则为头强
手少阳络脉	病实则肘挛,虚则不收
足少阳络脉	实则厥,虚则痿躄,坐不能起
足厥阴络脉	其病气逆则睾肿卒疝。实则挺长,虚则暴痒
督脉的络脉	实则脊强,虚则头重,高摇之夹脊所过者
任脉的络脉	实则腹皮痛,虚则瘙痒
脾之大络	实则身尽痛,虚则百节尽皆纵

络脉病候包括以下两个方面:①络脉联系相表里两经脏腑的虚实病候,如手厥阴络脉维系心包,故其病候实证表现为心痛,虚证表现为心烦。足阳明络脉联络喉咙和咽峡部,故本络脉脉气厥逆时可表现喉部肿痛、突然喑哑;②络脉循行所过之处的病候,如手太阴络脉,从列缺穴处分出,起于腕关节上方,在腕后半寸处走向手阳明经,其支脉与手太阴经并行,直入手掌中散布在大鱼际部,故手太阴络脉病候,实证会出现手掌和手腕部灼热。

躯干部的三条络脉(任督二脉各别一络、出脾之大络)主要分布在头身部。任脉的别络从鸠尾分出后散布于腹部;督脉的别络从长强分出后散布于头,左右别走足太阳经;脾之大络从大包分出后散布于胸胁,分别沟通了腹、背和全身经气,输布气血以濡养全身组织,所以可反映腹、背甚至全身疼痛等其他异常感。孙络、浮络行于表,散于外,孙络分布于皮肤腠理之间,浮络分布于体表浅层,孙络、浮络是从别络分出细小的分支,是血液流通的通道,具有输布气血,濡养全身的功能。血络是血瘀于络脉而形成的病理性脉络。孙络、浮络病变是血瘀病多见,表现为体表"血络"现象。

4. 经筋病候归经　十二经筋病候归经见表4-15。

表4-15　十二经筋病候归经

十二经筋病候	
手太阴经筋	当所过者支转筋,痛甚成息贲,胁急吐血
手阳明经筋	当所过者支痛及转筋,肩不举,颈不可左右视
足阳明经筋	足中指(趾)支胫转筋,脚跳坚,伏兔转筋,髀前肿,㿗疝,腹筋急,引缺盆及颊,卒口僻急者,目不合,热则筋纵,目不开;颊筋有寒则急,引颊移口,有热则筋弛纵,缓不胜收,故僻
足太阴经筋	足大指(趾)支内踝痛,转筋痛,膝内辅骨痛,阴股引髀而痛,阴器纽痛,下引脐两胁痛,引膺中脊内痛
手少阴经筋	内急,心承伏梁,下为肘网,其病当所过者支转筋,筋痛
手太阳经筋	小指支肘内锐骨后廉痛,循臂阴之腋下,腋下痛,腋后廉痛,绕肩胛引颈而痛,应耳中鸣,痛引颔,目瞑,良久乃得视。颈筋急则为筋瘘颈肿
足太阳经筋	小指(趾)支跟肿痛,腘挛,脊反折,项筋急,肩不举,腋支缺盆中纽痛,不可左右摇

续表

十二经筋病候	
足少阴经筋	足下转筋,及所过而结者皆痛及转筋。病在此者,主痫瘛及痉,在外者不能俯,在内者不能仰,故阳病者腰反折不能俯,阴病者不能仰
手厥阴经筋	当所过者支转筋,前及胸痛息贲
手少阳经筋	当所过者即支转筋,舌卷
足少阳经筋	小指(趾)次指(趾)支转筋,引膝外转筋,膝不可屈伸,腘筋急,引髀,后引尻,即上乘䏚季胁痛,上引缺盆、膺、乳、颈维筋急,从左之右,右目不开,上过右角,并跷脉而行,左络于右,故伤左角,右足不用,命曰维筋相交
足厥阴经筋	足大指(趾)支内踝之前痛,内辅痛,阴股痛,转筋,阴器不用,伤于内则不起,伤于寒则阴缩入,伤于热则纵挺不收

经筋对关节屈伸和肢体运动有重要作用,所以其病候主要表现在运动方面,如局部或全身的肌肉拘急、抽搐、强直以及弛缓性瘫痪等。此外,由于经筋与某些脏腑相连,故经筋病变时可发生相应证候,如耳痛、耳鸣、视力下降等五官证候,以及喘息、"伏梁"、胃痛等内脏证候。《灵枢·经筋》篇:"阳急则反折,阴急则俯不能伸。"因为阴阳经筋间具有拮抗作用,故背侧(背为阳)的经筋拘急可发生强直和角弓反张,腹侧(腹为阴)的经筋拘急可发生弯俯不能伸直。《经筋》篇还指出:"寒则反折筋急,热则筋弛纵不收",即经筋的寒证多见拘急强直,热证多见弛缓不收。这些皆为经筋病候的特点。

(二)病位归经

病位归经是直接以病变部位作为依据,辨别所属经络的一种诊断方法。《灵枢·官能》篇曰:"察其所痛,左右上下,知其寒温,何经所在",清·陈士铎《洞天奥旨》言:"内有经络,外有部位,部位者,经络之外应也"。在临床中,首先我们要熟稔经络的循行分布,然后在这个基础上观察病变部位,判断是何经何络的病证。

在诊断过程中,可直接通过诊察(望诊、切诊等)患病部位的症状或异常现象,对照经络循行线,辨别为何经络病变。如手太阴肺经循行线出现结节、隆起等异常现象或者肺经腧穴(如中府)出现压痛通常可认为肺经的病变。常见的经络(或腧穴)异常反应包括压痛、结节或条索状物等实证反应,或者局部凹陷、虚软等虚证反应。

此外,经络特异现象也常是病位归经的重要依据,且经络异常现象的深浅明暗可分辨病情的轻重缓急。全国各地专家对经络现象归经做了许多研究,结果主要表现在三个方面:

1. 循经感传现象 一般机体疾病状态下可诱发出现经络感传现象,表现为对人体某一点或某一穴位进行刺激,受试者主诉可有一种异样的感觉,以一定的宽度与速度沿着与古典经络相一致或相似的路线自动循行,多具有趋病性。

2. 循经性皮肤病 这是沿经脉路线分布的带状皮肤病,包括皮肤萎缩,贫血痣,色素沉着,红斑,扁平苔藓,神经性皮炎等。这种现象可以是先天的,也可以是后天的。后天多为病理反应,以肾经为最多,也见于大肠经,小肠经,肺经,肝经和心包经等。有文献报道,患者肾经病变时,左下肢内踝上2寸处,沿腓肠肌内侧缘,可出现紫黑色丘状疹。

3. 利用现代仪器检测经络的异常现象 包括穴位的低阻、高导现象(当身体患病时,有关经脉的穴位的电阻变小,导电性增强)及经脉的温度升高现象(脏腑病变时也会在对应的经脉上出现高温带)。例如,患侧肺经的循经红外辐射轨迹比对侧显著和完整,其在胸腹部穴位的温度和高温点的面积也高于和大于对侧,一般为肺部有病变。

临床中,还有一种需要特别关注的病位归经情况,出现相同的主症,但仔细辨别后发现由于具体经络循行部位不同,而归为不同的经络。现列举数例,见表4-16。

表4-16 相同主症的病位归经

		经脉循行	归经
头痛	头顶痛	与督脉会于巅	足厥阴肝经
	前额痛	循发际,至额颅	足阳明胃经
	偏头痛	"上抵头角,下耳后""从耳后入耳中,出走耳前,至目锐眦后"	足少阳胆经
		"系耳后""过客主人"	手少阳三焦经
		从巅入络脑,还出别下项	足太阳膀胱经
牙痛	上齿痛	入上齿中	足阳明胃经
	下齿痛	入下齿中	手阳明大肠经
肩背痛	肩前臑痛	上肩	手阳明大肠经
	肩似拔	出肩解,绕肩胛,交肩上	手太阳小肠经
	肩,臑,肘臂外皆痛	循臑外上肩	手少阳三焦经
带状疱疹	胁肋部、侧腹部疱疹	"以下胸中,贯膈,络肝属胆,循胁里","其直者,从缺盆下腋,循胸,过季胁",其经别"入季胁之间,循胸里"	足少阳胆经
	头面部疱疹累及眼、鼻	起于鼻,交频中,旁约太阳之脉,下循鼻外,入上齿中,还出夹口,环唇,下交承浆,却循颐后下廉,出大迎,循颊车,上耳前,过客主人,循发际,至额颅。其支者:从大迎前,下人迎	足阳明胃经
	股内、下腹及阴部疱疹	上膝股内前廉,入腹	足太阴脾经
落枕	项背部强痛、低头时加重、项背部压痛明显为主者	督脉"贯脊"、"挟脊抵腰中",手太阳经"出肩解,绕肩胛,交肩上",足太阳经"循肩膊内,挟脊,抵腰中"	督脉、手足太阳经
	以颈肩部疼痛、头部歪向患侧,颈肩部压痛明显为主者	手少阳经"循臑外,上肩,而交出足少阳之后",足少阳经"至肩上却交出手少阳之后,入缺盆"	手足少阳经
瘰疬	生于项前	手阳明经"从缺盆上颈,贯颊",足阳明经"其支者,从大迎前下人迎,循喉咙,入缺盆"	手足阳明经
	生于颈项双侧	手少阳经"其支者,从膻中上出缺盆,上项系耳后",足少阳经"加颊车,下颈,合缺盆"	手足少阳经

		经脉循行	归经
痈疽疮疖	头顶或背部正中	"上额交巅上,入络脑,循肩膊内,夹脊抵腰中"	督脉
	督脉两旁	"从巅入络脑,还出别下项,循肩膊内,挟脊,抵腰中,入循膂"	足太阳膀胱经
	生于面部	手阳明经"其支者,从缺盆上颈,贯颊,入下齿中,还出挟口,交人中,左之右,右之左,上挟鼻孔",足阳明经"起于鼻之交頞中,旁约太阳之脉,下循鼻外,入上齿中,还出挟口环唇,下交承浆,却循颐后下廉,出大迎,循颊车,上耳前,过客主人,循发际,至额颅"	手足阳明经
	生于乳房	其直者,从缺盆下乳内廉	足阳明胃经
	手心	"行两筋之间,入掌中","其支者,别掌中"	手厥阴心包经
	足心	起于小趾之下,斜走足心	足少阴肾经

第三节 古代医家的经络诊断实践和案例分析

古代针灸医案中,对内、外、妇、儿、五官、骨伤等科皆有记载,大多先描述所患症状,而后记载所选穴位及刺法,虽皆效显,但往往看不出诊疗的经过,难免令后人妄自揣测,不知所思。本节对古代针灸医案进行了筛选,选取部分载有经络、经穴诊疗过程的医案。这些医案中,既有经脉、络脉望诊,望其色泽、肿胀等,也有经脉、络脉和经穴的触诊,触压其疼痛、脉动变化,亦有经络辨证。现分为经络诊断和经穴诊断两部分进行分析。

一、经络诊断实例

【病例1】伤寒案(宋·窦材《扁鹊心书》)

一人伤寒,至八日,脉大而紧,发黄,生紫斑,噫气,足指冷至脚面,此太阴证也。最重难治。为灸命关五十壮,关元二百壮,服金液丹、钟乳粉,四日,汗出而愈。

【分析】本病案中,结合了经络望诊和经络辨证。患者因伤寒见有发黄、紫斑、噫气、足指冷至脚面。经络诊断为足太阴证,病情危重。太阴身黄,若未伤脾阳,手足可自温热,临床可取公孙、腕骨以健脾调胃、分清别浊、通降胆火而利湿祛黄。如若脾阳大衰,水湿泛滥,则足趾冷至脚面,故灸命关、关元,使脾阳振则湿不得郁于里、热不得蒸于内,而身黄自退也。本案针药并用,四日而愈显速效。

命关属脾,又名食窦。窦材认为此穴"能接脾脏真气,治三十六种脾病。凡诸病困重,尚有一毫真气者,灸此穴二三百壮,能保固不死,一切大病属脾者,并皆治之。盖脾为五脏之母、后天之本,属土,生长万物者也。若脾气在,虽病甚不至死,此法试之极验"。

【病例2】胃气闭案(宋·窦材《扁鹊心书》)

一妇人产后发昏,二目滞涩,面上发麻,牙关紧急,二手拘挛。余曰:此胃气闭也,胃脉挟口环唇,出于齿缝,故见此证。令灸中脘穴五十壮,即日而愈。

【分析】本病案所载是病患产后元气大伤,经络空虚,肝血不能上荣于头目,故出现发昏、目滞涩、面上发麻。诊为"胃气闭",为足阳明证。足阳明之脉挟口环唇,出于齿缝,故见此证。遂灸中脘穴五十壮,当日则愈。然而田从豁先生认为"实胃气虚耳"。言其闭者,因其虚而无力行之故。亦即《医论三十篇》:"气不虚不阻"之义。或曰:书载元弱似邪之证。产后气血大亏,五脏俱虚,经云"平人之常气禀于胃。胃者,平人之常气也"。故景岳云:"则凡胃气之关于人者,无所不至,即脏腑、声色、脉候、形体,无不有胃。"这里的胃气闭实指元气衰。

【病例3】黄疸案(宋·窦材《扁鹊心书》)

一人病伤寒,至六日,微发黄,一医与茵陈汤,次日更深黄色,遍身如栀子。此太阴证,误服凉药,而致肝木侮脾。余为灸命关五十壮,服金液丹而愈。

【分析】黄疸,又称黄瘅。指身黄、面黄、目黄、小便黄的病证。《金匮要略》分为谷疸、酒疸、黑疸、女劳疸、黄汗;后世又分为阳黄、阴黄两类。

本病案中,结合了经络望诊和经络辨证。患者由伤寒所致,6日发黄,误服茵陈汤加重,诊为太阴证。太阴为土,寒袭湿困,阳气本衰,温之可也,然医者误投凉药,治以苦寒,徒伤脾阳,阳伤则阴霾满布,水湿泛滥,色黄更剧。土为五脏之母,土旺则宜稼宜穑。窦材认为命关(食窦)"能接脾脏真气",脾旺自不受木侮。阴黄日久,脾病累母,肾水亏虚,取肾俞、关元、气海、复溜以滋水涵木。

【病例4】头痛案(高武《针灸聚英》)

东垣曰:先师洁古病苦头痛,发时两颊青黄、眩晕、目不欲开、懒言、身体沉、兀兀欲吐。此厥阴、太阴合病,名曰风痰。灸侠溪,服局方玉壶丸愈。

【分析】本病案中,结合了经络望诊和经络辨证。此案之头痛表现为两颊青黄、眩晕、目不欲开、懒言、身体沉、胃气上冲欲吐。病属厥阴、太阴合病。痰在肝脾二经,灸足少阳胆经的侠溪,并服太平惠民玉壶丸得愈。青为足厥阴肝主色,黄为足太阴脾主色,本病例发时两颊青黄,故知厥阴、太阴合病。侠溪乃足少阳胆所溜之荥水穴,三焦下俞,在此与足太阳交会。《内经》曰:"阳气起于足趾之表。"少阳为阳,由头至足为降;厥阴为阴,由足至腹为升。阳不降则阴无以升。阳之降,阴之引也;阴之升,阳之促也。灸侠溪,借少阳以启之,使阳降阴升而头痛可愈。

【病例5】卒疝案(金·张子和《儒门事亲》)

项关一男子,病卒疝,暴痛不任,倒于街衢,人莫能动,呼子救之。余引经证之,邪气客于足厥阴之络,令人卒疝,故病阴丸痛也。余急泻大敦二穴,大痛立已。夫大敦穴者,乃是厥阴之二穴也。

【分析】本案由于邪气客于足厥阴之络,气血凝滞,突然出现猝然疝气暴痛(睾丸猝然肿大疼痛)难忍,当急泻本经大敦解之。大敦穴为足厥阴之井穴,为气血所注之处,故能调节阴阳气血,为急救常用之穴。邪从大敦而泄,则"大痛立已"。

【病例6】耳肿案(清·魏之琇《续名医类案》)

吴孚先治张司马,素有火症,两耳肿痛,系少阳风热,劝延针灸科,刺听会、合谷、临泣寻愈。

【分析】本案为风热外邪侵袭,邪传少阳而致,少阳宜和解,故取少阳本经穴位足临泣。

足临泣善刺凝滞郁塞之病,因泣与涩通,凝滞不爽皆可用之。又配合听会,位于耳畔,善治耳疾;伍以合谷,为阳明经合穴,擅祛风热。上下通调,风热瘀滞可解。

二、经穴诊断实例

【病例1】咳嗽案(宋·王执中《针灸资生经》)

有一男子咳嗽,忽气出不绝声,病数日矣。以手按其膻中穴而应,微以冷针频频刺之而愈。

【分析】本病是咳嗽而气出不绝声,属于肺气上逆之甚者。用手按压膻中穴而有感应,这是用腧穴诊断法。"微以冷针"中"微"指浅刺,"冷针"相对用灸的"温针"而言,本病例即用毫针浅刺,且频频刺之。膻中为"气会",能治一切气分之病,张景岳《类经》云:"上气海在膻中,下气海在丹田,而人之肺肾两脏,所以为阴阳生息之根本。"肺为脏腑之华盖,主宣发肃降。本病例属肺气之病,故应在上气海(膻中)点按探寻,以调气机闭滞,达到宽胸理气,降逆止咳的目的。

【病例2】哮喘案(宋·王执中《针灸资生经》)

舍弟登山,气闷案为雨所搏,一夕,气闷几不救,见昆季必泣,有欲别之意。予疑其心悲,为刺百会不效。按其肺俞,云其疼如锥刺,以火针微刺之,即愈。因此与人治哮喘,只缪肺俞,不缪他穴。惟按肺俞不酸疼者,然后点其他穴云。

【分析】本病例为外邪冷雨浇注所致,气闷不舒,故按压其肺俞痛如锥刺,用火针浅刺而愈。哮喘其病在肺,而肺俞为肺气灌注于背部的腧穴,故肺病既可用肺俞穴按压诊断,又可以用于其治疗。《千金要方》云:"人有病痛,即令捏其上,若果当其处,不问孔穴,即得便快或痛,即云阿是,灸刺皆验,故曰阿是穴也。"本病所载治哮喘,按肺俞酸痛者,只取肺俞,不取他穴,是十分可贵的经验。

施术时采用火针,《内经》称焠针。"焠针者,用火先赤其针而后刺,此治寒痹之在首也。"《针灸大成》曰:"频以麻油蘸其针,灯上烧令通红,用方有功。若不红,不能去病,反损于人"。本案非属寒痹,但属寒邪侵袭所致,用火针亦效。

【病例3】里急后重案(宋·王执中《针灸资生经》)

有老妪大肠中常若里急后重,甚苦之,自言人必无老新归此奇疾也。为按其大肠俞疼甚,令归灸之而愈。

【分析】脏腑经气输注于背部,何脏何腑发生病变,多在何脏何腑之俞穴上出现压痛、敏感等反应,按其所属之俞穴针灸之,常能应手而效。本病案所选择的大肠俞是肠腑病常用的经穴诊断点。

【病例4】梦遗案(宋·王执中《针灸资生经》)

有士人年少,觅灸梦遗。为点肾俞酸痛,其令灸之而愈。则不拘老少,肾皆虚也,古人云百病皆生于心,又云百病皆生于肾。心劳生百病,人皆知之,肾虚宜生百病,人未知也。盖天一生水,地二生火,肾水不上升,则心火不下降,兹病所由生也。人不可不养心,不爱护肾乎。

【分析】本病案为遗精一症,肾精必亏,亏则相火易动,精室被扰而作遗。肾俞为肾之精气汇聚之所,按之酸痛为肾虚精亏之象,灸之能大补肾水,相火被遏而暂愈。此案中又分析了心肾之间的关系,肾水不生则心火不降。精之藏制虽在肾,而精之主宰则在心。田从豁先生认为:年少初省人事,心有妄思,心有所动,肾必应之,以致君火燥于上,相火炽于下,则水不能藏精随以泄。是以此病当以治心为先,方为求本之道。惜肾精则需先静心,正如《景岳全书》云:"精绝则阴虚,阴虚则无气,以致为劳为损,去死不远,可无畏乎……苟知惜命,先须惜精,先宜净心。"

【病例5】黑肿案(宋·窦材《扁鹊心书》)

一人面上黑肿,左耳下起云,紫如盘蛇,肌肉中如刀刺,手足不知痛。询其所以,因同僚邀游,醉卧三日,觉左臂黑肿如蛇形。服风药渐减,今又发。余曰:非风也,乃湿气客五脏之俞穴,前服风药,乃风胜湿,故当暂好,然毒根未去。令灸肾俞二穴,各百壮,服换骨丹一料痊愈,面色光润如故。

【分析】本病案结合了经络望诊和经穴诊断方法。患者表现为面上黑肿,临近耳部,左臂黑肿如蛇形。因游玩醉卧,服风药稍解。诊为湿气客于五脏背俞穴所致。湿有外感、内生之分。外湿为湿从外而入于肌表经络;内湿由于膏粱酒醴过度,湿由内而生。本案醉卧三日,可谓内湿过度。《景岳全书》云:"湿从内生者,以水不化气,阴不从阳而然也,悉由乎脾、肾之亏败。"开始时服风药,乃风胜湿,暂时见效,然"毒根未去",酒醴之毒犹存。湿毒最易伤肾,肾为原阳的根本,湿者,水也,肾之所主,故灸肾俞而未灸他穴。

第四节　现代医家的经络诊断实践和案例分析

经络是运行全身气血,联络脏腑肢节,沟通上下内外的通路,是一个完整的整合调控系统,以维护生命的正常活动。但当疾病过程,经络失衡,则相应地出现经络信息反应。诸如在体表局部经络解剖定位的腧穴过敏压痛、淫痒、酸楚、麻木、隐疹、皮丘、皮下结节等经络腧穴变异现象,都与疾病证候有关,利用经络理论诊断疾病,通常是通过对经络的视触切按循压,再结合证候表现,确定出病变的部位,病变的性质。通常分为经络诊法和分经辨证两部分。

一、经络诊法

病案举例及分析:

(一)

患者,女,48岁,2012年4月18日初诊。患者经前烦躁易怒10年。自述每次月经前情绪烦躁低落,伴乳房胀痛,乳头敏感。曾流产两次,1997年冬天受凉致腰痛畏寒伴肩痛,后逐渐加重。查体:面色暗少泽,带怒色,腰部畏寒甚,加衣被减轻,但是四肢除膝关节外不畏寒,手心热,身干燥甚,喜湿润,眼干燥,巅顶痛,咽部痰多,头项压痛明显,眼睑上下经常浮肿。月经提前,有血块色暗,月经来前诸症加重,过后减轻,二便调,舌质淡暗,苔白微腻。脉双尺不足,关脉弦细沉,寸脉略浮。

诊断:中医诊断:郁证;西医诊断:经前期综合征。

处置:以温经汤加减温经散寒化癖,针刺太冲穴、丘墟穴、风池穴、攒竹穴;重灸肓俞穴、太溪穴、膝关穴、气海穴以祛寒解结调气机。

分析:经络诊察见双侧肓俞穴压痛明显,气海穴温度低,左太冲穴、丘墟穴及双太溪穴压痛明显,双阴陵泉至膝关穴压痛明显,左风池、攒竹穴压痛明显。腰为肾之外府,曾流产损伤元阳而长期腰部畏寒。水寒则肝木不得温,肝气不得疏泄而郁于下,致腰痛血结。肝气不升则胆气不得降,故胆气郁于上见乳胀、头痛而心烦。水寒为本,肝病为标,波及胆则失中正。故辨证为肾虚肝寒胆郁,阳虚血癖胞宫。治以温经散寒化癖,并配合针刺及艾灸祛寒解结调气机,治疗2个月后,顽疾痊愈。

按语:治病过程中要注重经络诊断。医者通过循叩、切按等患病部位和相关的经络腧穴,查找病变部位是否有压痛、条索、结节,观察肌肉的紧张度、皮色、皮温等改变,以确定病变部位所属经脉,以及在相关经脉中的敏感点和治疗点,达到针少效宏的目的。正如《灵枢·刺节真邪论》所言:"凡用针者,必先察其经络之实虚,切而循之,按而弹之,视其应动者,乃后取之而下之。"[李涛,张毅,刘清国. 王朝阳针药并用治疗杂病经验. 山东中医药大学学报,2013,37(4)]

(二)

1. 胡某,女,50岁,1986年8月28日初诊。主诉:左顶叶脑膜瘤手术,出院后头痛头昏,咳嗽时加剧;怕凉怕风,经常戴帽;右上肢麻木不仁,失用,右下肢酸软无力,步行蹒跚,1年来中西药不断,效果不显。查体:脉象沉细,舌质淡红苔薄,面色黄白,语言频频,刀口愈合良好,右上肢不能高举,五指功能障碍,右下肢步行困难。

诊断:中医诊断:中风;西医诊断:左顶叶脑膜瘤手术后遗症。

处置:法以调节,按穴位先后施针。膻中、长强,置皮内针;申脉、照海、公孙、合谷、外庭右侧点刺,左侧留针30分钟,嘱调气养生。

分析:诊查经络可见:任脉膻中压痛反应;督脉长强压痛反应;冲脉公孙压痛反应;二跷脉申脉、照海过敏压痛反应;手足阳明经合谷、外庭压痛反应。病人脑部术后,经络功能紊乱失衡,致使头痛怕风,右侧偏废。病机主要在二跷脉,病位在脑。治以调整经络功能,促进气血运行,恢复平衡,十诊头痛头昏消失,咳亦不痛,不用戴帽。右手能高举持物,右下肢走路较稳,反应仍未消失。又经治1个多月,日渐好转而愈。

2. 文某,男,41岁,1986年7月11日初诊。主诉:患十二指肠溃疡,曾3次大出血,抢救脱险,缠绵十余年,纳呆、疲乏,经常腹痛、腹胀、腹泻,经治不愈。查体:脉象沉细而紧,舌质淡苔薄,精神萎靡,面色暗黄。

诊断:中医诊断:腹痛;西医诊断:十二指肠溃疡。

处置:法以补脾经,泻胃经,按穴位先后施针,地机置皮内针。1组:中脘、合谷、太冲、足三里、公孙;2组:关元、外庭、阴陵泉,间日轮换针刺,留针15分钟,10次1个疗程。

分析:诊查经络可见:任脉中脘、关元压痛反应;手足阳明经合谷、足三里、外庭压痛反应;脾经地机过敏酸楚反应,皮下有硬结,公孙、阴陵泉酸楚反应。病人久病气血两虚,郁阻中焦,经气运行不畅,脘腹作痛;脾不运化则腹胀、腹泻,病机主要在脾经,病位在腑。治以益气养血,疏通经络,调理脾胃。治疗1个疗程后复查,脉象沉细,舌质红苔薄,面红润,精神好,能吃、能睡,症状消失,反应减弱。继治1个疗程,反应消失,临床治愈。嘱调气养生,巩固疗效。

3. 侯某,女,48岁,1986年8月7日初诊。主诉:患关节痛,气候变化加剧,抗"O"不高,血沉不快,经治不愈。右膝曾手术治疗,亦然无效。今年6月突然膝关节肿痛,强直,不能走路,中西药物、膏药、针灸、理疗,不见好转。查体:脉象濡数,舌质红苔腻,不发烧,痛苦面容,膝关节红肿压痛。

诊断:中医诊断:痹证;西医诊断:风湿性关节痛。

处置:法以补肾经、泻脾经,按穴位先后施针。1组:肓俞、合谷、太冲、阴陵泉、足三里;2组:肓俞、曲池、外庭、公孙,间日轮换取穴,每次先点刺内外膝眼,留针15分钟。

分析:诊查经络可见:肾经肓俞过敏压痛反应;手足阳明经合谷、曲池、足三里、外庭压痛反应;脾经阴陵泉、公孙压痛反应;肝经太冲压痛反应。痹主阴邪,常年关节疼痛,复感盛夏湿热,邪从热化,故膝关节红肿强直疼痛。病机主要在肾经,病位在膝。治以清热除湿,通经活络,扶正祛邪。五诊肿痛全消,反应减弱。十诊走路自如,关节不痛,反应消失,唯肓俞仍有轻微压痛,置皮内针观察至9月底,未再复发。

4. 王某,女,34岁,1986年7月12日初诊主诉:右半侧头痛4年,时轻时重,每日昏昏沉沉,影响生活工作,曾做脑血流图,神经紧张度增高,脑电图正常,血压不高,纳可,溲常,便秘,与月经无关,经用中西药针灸无效。查体:脉象弦细,舌质红,苔薄腻,面色潮红,语言爽朗。

诊断:中医诊断:头痛;西医诊断:血管神经性头痛。

处置:法以泻肝胆,按穴位先后施针。足临泣、太冲、合谷、内庭,右侧点刺,左侧留针15分钟,每5分钟捻转1次。

分析:诊查经络可见:手足阳明经合谷、内庭压痛反应;肝经太冲压痛反应;胆经足临泣过敏压痛反应。肝胆火炽上冲清窍则头痛,横犯胃肠则便秘。病机主要在胆经,病位在头。治以疏肝利胆,降火通经。经治2诊头痛减轻,不昏,3诊头不痛,4诊便秘解,5诊全身轻快,反应减弱。继针5次反应消失而愈。后经随访没有发生疼痛。

5. 舒某,女,38岁,教师,1986年8月14日初诊。主诉:产后腰痛5年,曾按风湿、劳损、肾虚、外伤等治疗无效。纳可,便常,月经常,白带多。每讲课1小时即需卧床休息片刻。查体:脉象沉缓,舌质淡红苔薄,面色萎黄,语言清晰。

诊断:中医诊断:腰痛;西医诊断:慢性盆腔炎?

处置:法以调气,按穴位先后施针。命门:置皮内针;足临泣:双刺留针15分钟,每5分钟双侧同时捻转1分钟。

分析:诊查经络可见:督脉命门压痛反应;带脉足临泣过敏压痛反应。带脉如束的功能失常则腰痛,湿热下注白带多。病机在带脉,病位在腰。治以通经导气。当时针后,腰即不痛,活动自如,反应没消失。2诊腰感疲乏,3诊白带顿减,4诊仍有压痛反应,5诊轻微压痛反应,继针2次反应消失而愈,腰没再痛。

经络的基本概念是:经络有体表循行线,分主四肢百骸;体内循行线,络属脏腑(包括奇恒之腑),循行上脑,每条经各有所主的疾病证候。体表经络循行线上,有气血输注的穴位,既可信息、能量、物质交换,又可借以进行诊断、治疗。经络有"气至"(或感传)的功能现象,在针灸临床上"气至"与否,可以判断疾病愈后。三者相互为用,才构成了一个完整的经络体系。

按语:经络是以气为主体的周身循行网络系统,其循行过程,就是"炼精化气,炼气化神"的过程,是生命机体组织结构,自身整合调控的机制系统。体腔"炼精化气,髓腔"炼气化神"。《灵枢·经脉》:"人始生,先成精,精成而脑髓生,骨为干,脉为营;筋为刚,肉为墙,皮肤坚而毛发长,谷入于胃,脉道以通,血气乃行。"经络是与生俱有的,以八脉为先(脉为营)、十二经脉为后(脉道以通)的人体生理功能、解剖定位的科学概念。上述几个病例,提示在疾病过程中,经络整合调控失衡,出现经络信息反应,经络腧穴变异,必然与疾病症候有关,运用经络诊断明确病位,探讨病机,有客观指征的借以治疗疾病,是指导针灸临床,进行经络辨证,循经取穴的理论核心。[王品山,王明章.针灸临床的经络辨证.中医药学刊,2006,8(24)]

二、分经辨证

根据病症的表现按经络来分析病证即为分经辨证。包括辨证归经和辨位归经。

(一)辨证归经

辨证归经是以临床证候为依据的归经形式。《灵枢·经脉》将各种不同的病候按十二经脉系统分类,即"是动病"、"所生病"。

1. 手太阴肺经病候辨证

病案举例:胡某,女,17岁,因两髂嵴上方白斑2年余于2002年5月就诊。病史:自2年前两髂嵴上方长有白斑,局部刺痒,双侧白斑对称,约10cm×20cm大小。舌淡、苔白,脉沉细。辨证为手太阴肺经经气失调,气血失和,肌肤失养。治疗:灸侠白,针阿是穴,以短毫针围刺病灶处,约隔1cm1针,留针30分钟。针后,白癜风范围日渐缩小,皮肤颜色逐渐变深,共治疗25次,皮肤颜色基本转正常。

分析:白癜风是一种局限性色素代谢障碍性疾病,发病原因有遗传因素、自身免疫和精神因素等,临床上属于疑难杂症之一,中医称之为白癜风或白驳风。"肺主皮毛",若外邪侵袭,肺卫失和,邪气客于肌肤,致气血失调,血不荣肤可引起皮肤病。贺普仁教授认为此病发于外是表象,手太阴肺经经气失调,气血失和是本病的基本病机,辨证属手太阴肺经病变,故采取养血疏风、调和气血、荣养肌肤的治疗原则。侠白属手太阴肺经穴,肺主皮毛,肺色白,皮肤发生白癜风为肺经病变。《素问》言"诸气者,皆属于肺""肺朝百脉",故选用温通或微通法,通过针或灸侠白穴调理肺气,从而达到调和全身气血的作用,气血调和,肌肤得以荣养,故白癜风病可愈。[王桂玲,宣雅波,程金莲,温雅丽,李敬道.贺普仁教授经络辨证治疗疑难病症撷要.中国针灸,2007,27(7)]

2. 手阳明大肠经病候辨证

病案举例:王某,女,40岁,主因"右侧面瘫8年"于2003年9月就诊。在治疗过程中,患者诉有慢性脱发病史多年,每次梳头或洗头时即脱一大团头发,伴纳食少,体倦乏力,舌淡、苔白,脉沉细无力。辨证为阳明经气血不足,经气失调。贺老在原有面瘫取穴的同时,加用上廉穴,约治疗5次后,脱发明显减少。

分析:近年来,因脱发而就诊的患者越来越多,考虑此病与现代工作压力大,神经精神紧张致内分泌紊乱、营养代谢障碍有关;也有的继发于慢性疾病或妊娠后。本病可分为脂溢性脱发、广泛性脱发和斑秃3种。其临床表现:斑秃起病突然、头发呈斑块状脱落,患处呈圆形或不规则形状,其范围、大小、数目均不相等;脂溢性脱发是由于皮脂腺分泌亢进引起的头发营养不良,脱落稀疏;广泛性脱发一般无自觉不适,毛发普遍稀疏,多有家族倾向。中医认为肾精亏虚,发失所养;或因病后、产后,损伤心脾,气血生化无源,加之劳累、情绪紧张,头发失于滋养所致。"发为血之余",贺教授认为气血不足,气血失和,经气阻滞,不能上荣于发而致本病。阳明经循行经过面部,不经头部,但根据经络本身的气血辨证,"阳明常多气多血",此病辨证当属阳明经病变,治疗以养血和血为治则,选穴少而精,仅取手阳明大肠经之上廉穴,即取得了转好疗效。［王桂玲,宣雅波,程金莲,温雅丽,李敬道.贺普仁教授经络辨证治疗疑难病症撷要.中国针灸,2007,27(7)］

3. 足阳明胃经病候辨证

病案举例:王某,女,51 岁,主因"右侧肩痛 3 天,于 2003 年 2 月就诊。病史:近日受凉后出现右侧肩部疼痛,活动受限,手臂不能做上举、外旋、后伸等动作,伴纳食少、体倦、眠差、便溏,舌淡、苔白,脉沉细弦。辨证为阳明经气血不足,经气失调,风寒之邪乘虚而入。贺老用100mm 毫针深刺条口,共治 7 次而愈。

分析:肩周炎全称肩关节周围炎,属中医"痹症"范畴,又称"肩凝症""漏肩风",因患者年龄多在 50 岁左右,故又有"五十肩"之称。患肢肩关节局部疼痛,并可向颈部和整个上肢放射,活动受限,手臂不能做上举、外旋、后伸等动作,常影响穿衣、梳头等日常生活,久之则有肩关节周围软组织粘连,肩关节活动可完全丧失或肌肉萎缩。中医认为本病多由气血不足,营卫不固,风、寒、湿之邪乘虚侵袭肩部经络,导致筋脉收引,气血运行不畅;或劳累闪挫,或习惯偏侧而卧,筋脉长期被压迫,致使气血阻滞而成肩痛。贺教授认为正气不足,气血失和,邪气乘虚而入是导致本病的根本原因。从经络循行部位看,足阳明胃经不经过肩部,但根据经络本身的气血辨证,"阳明常多气多血",此病当属阳明经病变,治以养血和血,取足阳明胃经之条口穴,疗效显著。阳明经多气多血,深刺条口穴,可起补益气血、通经活络之作用,故能取良效。［王桂玲,宣雅波,程金莲,温雅丽,李敬道.贺普仁教授经络辨证治疗疑难病症撷要.中国针灸,2007,27(7)］

4. 足太阴脾经病候辨证

病案举例:王某,女,28 岁,主因月经淋沥不断 3 个月于 2003 年 1 月就诊。病史:自 3 个月前月经后出现淋沥不断、色淡、质清稀,偶有腹痛,伴神疲乏力、头晕、纳食少、眠差、二便调,舌淡、苔白,脉沉细。辨证为脾经经气不足、冲任功能失调,治以健脾益气、调理冲任。针刺关元、三阴交,灸隐白。治疗 1 个月后,出血止,症状消失。

分析:崩漏是指妇女非周期性子宫出血,其发病急骤,暴下如注,大量出血者为"崩";发病势缓,出血量少,淋沥不绝者为"漏"。该病相当于现代医学的功能性子宫出血。脾主统血,若功能失常,血不循常道,血溢脉外而出现各种血症。足太阴脾经筋"结于髀,聚于阴器",与任脉交会于中极、关元穴,任主胞胎,故可治疗妇科及生殖系统疾病。冲为血海,任主胞胎,脾气不足,统摄无权,冲任不固摄,也可以致经血妄行。故本病的发生与脾经经气不足、冲任功能失调有关,辨证属足太阴脾经病变,治以健脾益气,调理冲任。选用微通和温通法相结合,针刺关元、三阴交,灸隐白穴治疗。关元是足三阴经与冲任交会穴,可调理冲任之气,以加强固摄,制约经血妄行;三阴交是足三阴经交会穴,可增强脾的统血作用;隐白是脾经井穴,是治崩漏的经验穴。故用此 3 穴治疗崩漏能取得良效。［王桂玲,宣雅波,程金莲,温雅丽,李敬道.贺普仁教授经络辨证治疗疑难病症撷要.中国针灸,2007,27(7)］

5. 手少阴心经病候辨证

病案举例:刘某,女,57 岁,主因"阵发性心慌 20 年"于 2011 年 11 月就诊。患者症状为过累后出现早搏、心慌,偶有胸闷;常做恐惧梦。心电图示:"频发性室发早搏"。耳鸣 2～3年(高调),乳腺增生 2 年。1991 年患心肌炎(病毒性)。通过经络诊察为少阴经、太阳经异常。辨经为病在少阴经。选经为手少阴经、足太阳经。选穴为心俞(隔姜灸 6 壮)、少海。二诊:症已减,惊梦已消失,针灸同前。三诊:偶有心律不齐(早搏),针灸同前。疗效:患者因回家(外省)无法继续治疗。共 3 诊;属显效。

分析:患者虽然得过心肌炎,应属手厥阴经病,但她现在的表现症状为心律不齐,说明病已经影响到心经,不单纯属于心包经。根据经络诊察反应与症候结合,辨经为手少阴心经异常,治疗主要取病经,故取手少阴经合穴少海,再加病脏背俞心俞穴。心主血脉,即通过心传导束引起心脏收缩鼓动血液在血脉里流动,灌注全身。心慌(心律失常)系心的传导功能障碍,属气机异常。合穴能调节本经的气机和本脏腑的功能,少海亦有宁心安神作用,能治疗恐惧梦。心俞不仅为心脏的背俞穴,它所属的足太阳经,与足少阴经相表里,而足少阴经为手少阴经之同名经,即足太阳经为手少阴经的同名经之相表里经,亦是相表里经的同名经。足三阳经别皆通于心,故除了心俞以外,其他膀胱经的腧穴对心病亦有一定的影响,例如曲差、承光能治心烦。(王居易. 王居易针灸医案讲习录. 北京:中国中医药出版社,2014)

6. 手太阳小肠经病候辨证

病案举例:患者,女,54 岁,美国人,主因"左肩疼痛,活动受限 1 周"于 2011 年 4 月就诊。患者左手上举困难,举手时肩痛,疼痛位于肩背,属手太阳经部位。苔薄白,脉沉缓。经络诊察:左阳谷有结节、压痛反应,手太阳经异常。辨经为病在手太阳经筋。选经为手太阳经、手阳明经。选穴为左侧阳谷、三间。二诊:左肩已轻,手臂可上举但仍有痛感,疼痛位于手太阳经,左腕骨上有结络,针左腕骨疼痛明显减轻。此时肩部痛感移到前部,属手阳明经。左三间有压痛感,针左三间,治疗后症已消失。疗效:共 2 次;属临床痊愈。

分析:此为一个较简单而典型的经筋病例子,故治疗在患侧病变经脉取远端有反应的腧穴,一次治疗即取得显著疗效。经筋病常在病变经脉上出现较明显的结络,此结络往往同时有明显压痛感。从经筋理论来看,手太阳小肠经结于腕部,因此本经的经筋病常在腕骨或阳谷有异常反应。行针时可让患者活动病处,使针刺作用达到患处,以便于舒筋止痛。有时候在治疗过程中会发现,由于各经之间的交叉点,疼痛消失后会移到另一条经脉上,此时应通过经络诊察在受邪经脉上寻找相应的腧穴治疗。(王居易. 王居易针灸医案讲习录. 北京:中国中医药出版社,2014)

7. 足太阳膀胱经病候辨证

病案举例:程某,男,23 岁,主因"腰痛 7 年"于 2011 年 8 月就诊。患者腰痛由外伤所致,晨起尤重,久坐久行则酸痛明显。经络诊察:天柱压之酸痛(腰痛)。后顶未有异常反应。太阳经、手太阴经、手厥阴经、手少阴经异常。辨经为病在足太阳经。选经为足太阳经。选穴为天柱。二诊:症无变化。点委中、大肠俞。三诊:腰仍疼,窜左腰,原先窜右腰。经络诊察发现,京骨小结节、压痛,京骨上有小结络,昆仑压痛;仍取足太阳经,重点为京骨。脚踝疼痛,脚发凉,脉沉弦。灸京骨 15 分钟。四诊:腰晨起已不痛,但久坐、久行仍酸,较前轻,左侧已不痛。京骨仍有小结节。取肾俞、京骨。疗效:共 4 诊,治疗后腰痛未复发。属临床痊愈。

分析:本例为陈旧性外伤引起的腰痛,应属经筋病,故开始以为后顶穴会有压痛感。经络诊察发现,后顶无异常反应,而足太阳经明显异常,病局限于足太阳经。因患者从未接受过针刺治疗,一诊只取天柱穴。足太阳经筋结于头后部以及后顶部,故天柱的主治包括腰痛。针刺天柱留针后腰部已松快很多,但疼痛无变化。久病入络,可取通血络的腧穴以及局部腧穴,故二诊点刺委中、大肠俞。到了三诊,仍有腰痛。腰痛病程久而京骨穴有异常反应,必有足太阳经气虚,灸京骨。京骨为足太阳膀胱经的原穴,有温经通脉活络的作用。灸完京骨后腰痛当时减轻。四诊,腰已基本消失。按语:7 年之疾经 4 次治疗而愈,使我们更加坚

信经络理论对针灸临床的指导作用。（王居易.王居易针灸医案讲习录.北京:中国中医药出版社,2014）

8. 足少阴肾经病候辨证

病案举例:李某,男,53岁,主因两足跟疼痛1年于2003年11月就诊。其症状行走时足跟痛加重,两足怕凉,曾在某医院拍X线片示:两足跟骨质增生。但未予治疗。查:舌淡红、苔白,脉弦细。辨证为肾经经气不足,不能濡养筋骨。治以补益肾气,温通经络。采用温通法,用火针点刺太溪、涌泉,共治疗20次而愈。

分析:足跟痛在临床上较常见,40岁以上者发病率较高,多见于跟骨骨质增生的患者。足少阴肾经"起于小趾之下,斜走足心,出于然谷之下,循内踝之后,别入跟中,以上腨内,出腘内廉,上股内后廉,贯脊属肾,络膀胱。"足跟是肾经循行所过之处,肾主骨,当肾经经气亏虚时,无以充养足跟部而造成疼痛。辨证属足少阴肾经病变,治以滋补肾阴,疏通经脉,针取太溪、涌泉。太溪是肾经的原穴,涌泉是肾经的荥穴,二者可补肾益精,通经止痛。［王桂玲,宣雅波,程金莲,温雅丽,李敬道.贺普仁教授经络辨证治疗疑难病症撷要.中国针灸,2007,27(7)］

9. 手厥阴心包经病候辨证

病案举例:张某,男,70岁,主因心前区疼痛间歇发作6年余于2002年5月就诊。病史:近年经常发作心前区疼痛,伴胸部憋闷,气短,劳累后症状加重,纳少,眠差,二便调;舌质暗、苔白,脉细涩。辨证为心脉瘀阻,不通则痛。治疗:用75mm毫针向上斜刺内关,针后即感胸闷减轻,共治疗10余次,症状明显缓解。

分析:胸痹,西医称为心绞痛,以胸骨后、心前区出现持续性疼痛或憋闷感为主症,有时疼痛会放射至后背、左上肢或上腹部,多见于40岁以上的成年人。手厥阴心包经起于胸中,出属心包络……心包络是心之外围,代心受邪;而心主血脉,手厥阴经气不调,心脉瘀阻,可出现心痛。贺教授选用内关作为治疗本病的主穴。内关是厥阴经的络穴,又通阴维脉,早在《难经》中就有"阴维为病苦心痛"的记载,《拦江赋》说:"胸中之病内关担",《千金方》说:"心实者,则心中暴痛,虚则心烦,惕然不能动,失智,内关主之",故选用内关以通调心气,理气行血,化瘀通络而止痛。针内关时选用60mm或75mm的毫针向上斜刺,透至郄门穴。［王桂玲,宣雅波,程金莲,温雅丽,李敬道.贺普仁教授经络辨证治疗疑难病症撷要.中国针灸,2007,27(7)］

10. 手少阳三焦经病候辨证

病案举例:赵某,男,53岁,主因左侧耳鸣、听力逐渐减退2年余于2004年2月就诊。病史:于2年前因工作劳累出现左侧耳鸣如蝉叫,在某西医院诊为神经性耳聋,经多种治疗效果不显,且听力逐渐下降,伴头晕、乏力、眠差,舌红、苔薄白,脉细。辨证为手少阳经气失调,耳窍郁闭。治以通调少阳经气,濡养耳窍,取耳门、液门、中渚、外关、太溪、筑宾,共治疗20次而愈。

分析:耳鸣、耳聋都是听觉异常,耳鸣是指耳内鸣响,如蝉如潮,妨碍听觉;耳聋是指听力不同程度减退或失聪,耳聋多由耳鸣发展而来。临床上耳鸣耳聋患者较多。手少阳三焦经"上项,系耳后,直上出耳上角""其支者,从耳后入耳中,出走耳前,过客主人……"《灵枢·经脉》:"是动则病,耳聋,浑浑焞焞,嗌肿,喉痹。"从其经络循行部位及《灵枢·经脉》的记载看,若感受外邪,少阳经气闭阻,可出现耳鸣、耳聋。故治疗本病需从手少阳三焦经着手,以耳门、液门、中渚、外关为主穴。再根据其他症状辨别虚实,实证配合谷、太冲,虚证配太溪、筑宾。4 个主穴均为少阳经穴,可疏通耳部气血,止鸣复聪,配四关穴清泻火热,开窍启闭;配肾经原穴太溪和筑宾善于滋阴补肾,肾精充足则耳窍得养,耳鸣、耳聋得愈。[王桂玲,宣雅波,程金莲,温雅丽,李敬道.贺普仁教授经络辨证治疗疑难病症撷要.中国针灸,2007,27(7)]

11. 足少阳胆经病候辨证

病案举例:廖某,女,30 岁,主因"左髂前疼痛 20 天。"于 2010 年 6 月就诊。患者左髂前筋痛(约髂嵴下 3 寸)20 天;5 月 30 日骑车摔倒后扭伤,经 X 线检查,无骨折。经服药治疗未愈。咳嗽、走路不引起疼痛。左侧卧疼。经络诊察:左地五会压痛(按压可减轻左髂前疼痛),有涩块。辨经为少阳经筋病。选经为足少阳经。选穴为地五会(左)。疗效:针后疼痛立即消失。共 1 诊;属临床痊愈。

分析:患者因骑车摔倒而扭伤左下肢髂部,引起局部疼痛。X 线显示无骨折或骨节伤;走路和咳嗽不引起疼痛,但左侧卧时疼痛,属于骨膜和筋膜变位。经过经络诊察发现左地五会有涩块和压痛反应,按压时能减轻左髂棘疼痛;病在少阳,辨经为足少阳经筋病。患侧地五会部位发现既有较强的压痛反应又有有形的涩块,并对症状有改善作用。根据临床经验,治疗一些经筋病时,在相应的经络路线如能找到明显的反应点就能在此反应点取穴,故取了左侧地五会。按语:此例病程短,未伤及关节和骨,且未经不当的手法治疗,无第 2 次经筋的伤害。此前虽内服药物亦未伤及筋脉,故取得即时的痊愈效果。(王居易.王居易针灸医案讲习录.北京:中国中医药出版社,2014)

12. 足厥阴肝经病候辨证

病案举例:

(1)金某,男,48 岁,主因尿意频频,滴沥不尽 2 年于 2002 年 5 月就诊。病史:自 2 年前出现尿痛,尿道有灼热感,排尿滴沥不尽,每天最多尿 20 余次,每次量极少。在外院诊为慢性前列腺炎。常服用中西药物,疗效欠佳,伴腰酸乏力,阴囊坠胀,尿中有白色浊液,纳少,眠差,大便偏稀。舌淡、苔白厚,脉沉滑。针刺中封、蠡沟。共治疗 15 次后,尿次数减少,每天7 ~ 8 次,每次尿量较多,尿色白浊变清。

(2)马某,男,76 岁,主因尿频、排尿不畅 20 余年于 2002 年 7 月就诊。曾在外院多次做 B 超示前列腺肥大,小便次数多,夜间为甚,有时 7 ~ 8 次,且滴沥不尽,曾多次因尿潴留而予以导尿。贺教授选用中封、蠡沟,配合关元、大赫、气冲等局部穴位,仅针刺 3 次后,小便次数明显减少,夜间仅 2 ~ 3 次,症状明显改善。

(3)郭某,女,40 岁,主因外阴部色白、瘙痒 4 年余于 2001 年 9 月就诊。曾在妇科诊为外阴白斑,经中西医治疗效果不显。贺教授采用微通法与温通法相结合,局部用火针点刺,配合毫针针刺中封、蠡沟穴,取得了一定的疗效,局部颜色变红,瘙痒减轻。

分析:前阴疾患主要指前列腺肥大、慢性前列腺炎、阳痿遗精、阴囊肿痛或内缩、外阴白斑及部分月经失调等。贺教授治疗此类疾病,在局部选穴的同时,多选取肝经的穴位中封、蠡沟等。"经脉所过,主治所及",足厥阴经脉"循阴股,入毛中,环阴器,抵小腹",其病候所主为"妇人少腹肿""遗溺""闭癃"等,均以少腹及前阴疾患为主,因此,此类疾患辨证当属足厥阴肝经病变,治疗多选用肝经穴位。中封为足厥阴之经穴,善主前阴、泌尿、生殖之症,是通达厥阴气血的常用输穴;蠡沟为厥阴之络穴,别走少阳,可通利三焦,具有疏调气机、化气行滞之功效,两穴合用可疏调经脉气血。[王桂玲,宣雅波,程金莲,温雅丽,李敬道.贺普仁教授经络辨证治疗疑难病症撷要.中国针灸,2007,27(7)]

(二) 辨位归经

辨位归经是直接按病变部位作为依据的一种归经形式,正如《洞天奥旨》所说:"内有经络,外有部位,部位者,经络之外应也。"临床中我们首先观察病症发生部位,然后判断是何经的病症。如牙痛:上牙痛属手阳明大肠经,下牙痛属足阳明胃经。张氏认为:各种疾病在一定程度上,均可通过一定的形式反映在体表线上,一般不外乎本经、表里经、同名经和表里经的同名经。如心脏病首先表现在心经或小肠经,进而表现在肾经和膀胱经,偶尔也可以先表现在表里经或同名经,故心经、小肠经、肾经出现麻木时,首先应注意心脏病疾患,其次要注意肾脏疾患,这样可以有目的地探求疾病所在。一般异常反应常常有疼痛、麻木、迟钝、皮肤松弛、结节、陷下、肿胀、丘疹及温度或皮肤电阻改变等。

1. 老年耳鸣

病案举例:患者任某,女,69岁。2013年7月26日初诊。主诉:左耳耳鸣1年,右耳耳鸣1个月。现病史:患者1年前无明显诱因出现左耳耳鸣,如蝉鸣,1个月前右耳耳鸣,亦如蝉鸣。医院检查提示双耳听力略下降,诊断为感音神经性耳聋。平素时有头痛,以左侧颞部、耳后、枕部胀痛为主。另患有萎缩性胃炎,胃脘胀满堵塞感。双手关节痛,手指缝皮癣。检查:外耳道、鼓膜无异常,电测听提示感音神经性耳聋。舌脉:舌苔薄黄,脉弦滑。中医诊断:耳鸣。证属肝肾不足,肝胆火旺。西医诊断:感音神经性耳聋。治法:清泻肝胆。治疗:针灸:取穴百会、风池、侠溪、大椎、听宫、翳风、中渚,使用1.5寸毫针,采用平补平泻手法,留针30分钟。

分析:老年人耳鸣耳聋多因肝肾亏虚所致,但此患者肝胆火热之象明显。患者老年女性,肝肾已亏,阴不足已制阳,肝胆火热循经上炎。足少阳胆经上入于耳,下络于肝而属胆,肝胆之火循经上壅于耳,故耳鸣耳聋。患者时有头胀痛,以颞耳部为主,为肝胆之火上扰之证。胃脘胀满堵塞感,为肝胆之火横逆犯胃之征。结合舌脉,证属肝胆火盛证。胆经、三焦经均入耳。取手少阳之翳风、中渚,足少阳之风池、侠溪,可疏导少阳经气。其中翳风、听宫为局部取穴,以疏导耳部经络。三阴交为足三阴经之会,可调整肝、脾、肾经气血,养阴清热。大椎属督脉,督脉统督一身之阳,针刺大椎可调整全身阳经气血。百会为督脉,位于头部之巅,为诸阳之会,可息风通窍。(杨涛.仁心圣手——田从豁.北京:中国中医药出版社,2015)

2. 腰痛(腰椎退行性骨关节病)

病案举例:薛某,男,55岁,干部,1994年5月25日初诊。主诉:腰痛反复发作12年,加重3个月。现病史:患者于1982年因搬家扭伤腰部。X线摄片提示:骶椎骨裂。经治疗后疼痛缓解,以后常反复发作。入院前3个月腰痛加重,经服药、理疗2个多月,收效不显,于1994年5月25日住院。体查:腰背循足太阳膀胱经压痛,俯仰活动受限,双侧腰肌轻度板滞、压痛;L_{2-5}压痛。5月28日行X线颈、腰椎正侧位片提示:L_{2-3}、L_{4-5}椎体骨质增生,椎间隙狭窄,有骨桥形成。实验室检查:血沉2mm/h,抗"O"抗体250U,类风湿因子(−)。脉沉紧,舌淡紫,苔薄黄。经络辨证:腰痛反复发作,现查腰背循足太阳膀胱经压痛,俯仰活动受限,双侧腰肌轻度板滞、压痛;L_{2-5}压痛。脉沉紧,舌淡紫,苔薄黄,此系外力伤筋,足太阳膀胱经、督脉受损。证属:气滞血瘀,脉络痹阻。病位:督脉、足太阳经筋。诊断:腰椎退行性病变;陈旧性腰挫伤。治则:行气活血,舒筋通络。治疗:处方:脊椎九宫穴;按"洛书九宫数"行平补平泻手法,加用 GZH 型热针仪热针。治疗 15 次后,腰痛明显减轻,俯仰活动度加大;30 次后,腰痛基本消失,腰部活动基本正常。随访 3 年,腰痛未复发。

分析:《灵枢·经筋》云:"足太阳之筋……上夹脊上项;治在燔针劫刺,以知为数,以痛为腧。"GZH 型热针仪具有针灸、温针灸、火针等综合治疗效应,因而能较迅速地起到温经活络、祛湿散寒的治疗作用。热针在体内组织发热,局部温度升高,血管扩张,血流速度加快,有利于体内刺激物质的吸收和排泄;热针可缓解肌肉和关节韧带的紧张,有利于挛缩的解除,因而能够止痛和促进生理功能的恢复。(管遵惠,管薇薇.管式针灸——经络辨证针灸法.北京:中国中医药出版社,2013)

3. 落枕

病案举例:患者贾某,女,37 岁。2008 年 11 月 7 日初诊。主诉:颈部酸痛、不能活动 1 天。现病史:患者于日前开会时突然右侧颈项部疼痛,伴活动受限,夜里症状加重,昨夜去某医院急诊科,给予外用止痛膏药及口服止痛药物,未见明显好转。刻下症:痛苦面容,右颈部疼痛,活动明显受限。检查:颈项部肌肉僵直,颈部右侧广泛压痛。舌脉:舌质暗淡,舌苔黄腻,脉沉细弱。病因病机:此患者平时工作较劳累,最近因为加班更显疲劳,气血暗耗,加之活动姿势不当,曾夜卧当风致使局部经脉阻滞,不通则痛,活动因而受限。中医诊断:落枕。证属风邪阻络。西医诊断:肌筋膜炎。治法:舒筋通络,祛风止痛,补益气血。治疗:选取双手背部的落枕穴,行强刺激针法,大幅度提插捻转相结合,针感较为强烈,酸麻胀重感明显,同时令助手缓慢活动患者颈部约 3 分钟,留针 5 分钟后,再毫针刺右侧颈百劳、肩井穴,行平补平泻手法,留针 30 分钟,与落枕穴同时出针。即刻效果:治疗结束后疼痛十去八九,颈项部活动仅稍受限。仅针一次,证告临床治愈。嘱其避风寒,注意颈部保暖,免按揉,节饮食,慎起居,调情志,适当休息。

分析:该患者因过劳,气血暗耗,卫气不固,感受风寒之邪,发为本疾。证属风寒之邪客于三阳经脉,正气虚损,风邪侵扰,寒邪收引,筋脉拘急不舒致病成。治当以舒筋通络,祛风止痛,补益气血为大法。落枕穴,为经外奇穴,位于手背侧,当 2、3 掌骨之间,穴在手三阳经脉之间,因其主治落枕而被多数医家采用。本证因病程较短,治疗及时,田老采用动静结合针法,强刺激,针用泻法,祛邪外出,经脉疏通,通则不痛。加用经外奇穴颈百劳及足少阳胆经的肩井穴,进一步通阳散寒、舒经理气,故收到立竿见影的功效。(杨涛.仁心圣手——田从豁.北京:中国中医药出版社,2015)

4. 尿频、尿急

病案举例:陈某,女,57 岁,2012 年 9 月 1 日初诊。主诉:尿频、尿急 3 年。症候:尿频、尿急 3 年,近日加重。每次需使用抗生素方可缓解,但遇寒则发,伴小腹抽胀、发热。曾有血尿,偶伴腰腹胀痛,余可。苔白少津有裂纹,脉沉滑。经络诊察:太阴经、手太阳经异常。选经:太阴经、任脉。选穴:尺泽、阴陵泉、中极、列缺。二诊:尿频已轻,已可憋尿。穴同上。三诊:尿频、尿急均消失。现症腰骶酸痛感,下肢胀。取次髎、膀胱俞、太溪。疗效:治疗 3 次,尿频、尿急消失。

分析:治疗时患者以尿频、尿急为主证。经络诊察发现太阴经和手太阳经异常。取太阴经与任脉。太阴经为在里之出,主开,对内控制水湿代谢,可利水化湿。尺泽、阴陵泉为太阴经的合穴,可行气化湿。任脉主一身之阴,循行于少腹部与盆腔,能治疗此部位的病变。中极不仅是任脉的腧穴,亦属膀胱之募穴,可增强本脏的功能,促进本脏代谢物的排出和营养物的吸收。列缺属太阴经的络穴,也通任脉,可宣肺、利水、通络,常用于治疗女性泌尿系感染。(王居易.王居易针灸医案讲习录.北京:中国中医药出版社,2014)

5. 漏肩风(肩关节周围炎)

病案举例:蔡某,女,46 岁,工人,1982 年 3 月 24 日初诊。现病史:患者 12 年前右肩背于产后受凉,疼痛数月,经服中药加针灸治愈。2 个月前,骤感风寒,右肩酸痛加重,继而右肩伸举受限,右肩关节外展平举 45°,旋后伸提右手拇指抵达第四腰椎,右手内收无法屈达左肩。经打针、服药、贴膏药等治疗无效。经络辨证肩臑外后廉及肩胛牵掣疼痛,天宗、膏肓俞、肩髎、臑会均有明显压痛,局部肌肉稍萎缩,体表温度用半导体点温计测定较健侧低 2℃。脉沉细,苔白腻,舌尖红。辨证为正气不足,卫气失固,风、寒、湿邪客于手太阳经筋之征。证属:寒湿凝滞,脉络痹阻。病位:手太阳、手阳明经筋。诊断:漏肩风(右肩关节周围炎)。治则:祛湿散寒,祛风通络,行气活血,疏调经筋。治疗:处方:肩髃、臑俞、天宗、秉风、肩外俞、养老。热补手法;加用 GZH 型热针仪。

分析:手太阳经筋病取穴施治。手太阳经为多血少气之经,故着重温补其气。进针后行热补手法,适当深刺和久留,以候阳气。留针时,用大指轻弹针尾,使气急行,再运用热针使热力直达病所。针治两次后,右肩关节活动范围扩大,疼痛明显减轻。针治 6 次后,患手可伸至左肩。按《灵枢·经筋》:"手太阳之筋,其病,绕肩胛引颈而痛。治在燔针劫刺,以知为数,以痛为腧。"故以"循经取穴"为主,热补手法,加用热针,速获良效。(管遵惠,管薇薇.管式针灸——经络辨证针灸法.北京:中国中医药出版社,2013)

第五节　经络诊断在人体健康评估中的运用

早在中医巨著《黄帝内经》中就指出经络具有"行血气、营阴阳、决死生、处百病"的重要作用,强调了人体的正常生命活动是由经络系统维持的,经络正常运行,人体就能保持健康;经络运行异常则疾病发生,而经络恢复正常运行则疾病痊愈,所以经络与健康密切相关。

经络运行气血,"内属脏腑,外络肢节",故经络与脏腑的关系非常密切。"脏腑是本,经络是标",脏腑内在的征象可以通过经络的外在表现得以反映。生理情况下,经络通行气血,抗御病邪和保护肌体,使人体内部的脏腑和外部各组织器官,通过经气的联系与调节,成为一个有机的整体。病理情况下,经络就成了病邪由体表进入体内的传变途径,相应的体表组织受邪后可通过经络内传脏腑,影响脏腑的生理功能。同样,内在脏腑的病变也可通过经络反映于体表。因此,喻嘉言告诫曰:"不明脏腑经络,开口动手便错。"

一、经络诊断与体质辨识

(一) 体质辨识的概述

体质是人体在先天禀赋、后天获得的基础上所形成的形态结构、生理功能和心理状态等方面综合的相对稳定的固有特质。体质辨识以人的体质为认知对象,从体质状态及不同体质分类的特性,把握其健康与疾病的整体要素与个体差异,制定防治原则,选择相应的治疗、预防、养生方法,从而实现"因人制宜"的干预。

辨证论治是中医的重要特色之一,它需要针对患者的体质而采取疾病的个体化治疗。

在《内经》中,就有多个章节对体质进行了相关论述。此后的医家代有发挥,如:张景岳根据脏气的强弱、饮食的好恶、气血的虚衰等,划分为阴脏、阳脏、平脏三型体质;朱丹溪明确提出痰湿体质,即"肥白人多痰";清代医家章楠将体质划分为阳旺阴虚、阴阳俱盛、阴盛阳虚、阴阳两弱等四种类型。以上所列仅是多种体质划分中的几个例子,但也充分说明医家对体质辨识的重视。

2009年4月9日,我国第一部《中医体质分类与判定》标准正式发布,它为体质辨识提供了科学的、规范的判断标准。中医体质学以人为中心,不仅为健康养生提供了有力的理论指导,而且通过体质的调整、优化,为疾病的治疗和转化提供了确实的临床依据。

(二)体质辨识的重要意义

1. **体质强弱决定着疾病发生与否** 体质的强弱主要决定于个体脏腑功能及气血的强弱,即正气的强弱。而疾病的发生,更是正邪相争的结果。如《素问》所言:"正气存内,邪不可干","邪之所凑,其气必虚"。脏腑是构成人体并维持人体正常生命活动的核心,经络是沟通内外、联络脏腑、运行气血的径路。人体的各项生理活动均离不开脏腑经络,脏腑经络的形态结构和功能特点是构成并决定体质差异的最根本因素。不同个体表现出的某个脏象系统的相对优劣,是构成个体体质的根本因素。临床常见体质虚弱之人,一遇气候变化、季节更替,或情志刺激,或饮食不调,或劳倦内伤等,即易患病,而体质强健之人往往安然无恙。

2. **体质的偏性影响疾病的病机特点** 章虚谷《医门棒喝·六气阴阳论》曰:"邪之阴阳随人身之阴阳而变也"。意即邪气入侵后,可因体质的阴阳、虚实、寒热的不同而发生不同的转化,称为病邪的"从化"。阳盛体质者,易感受热邪,且受邪后也易化热;阴盛体质者,易感受寒邪,且受邪后也易化寒,这即是病邪的"同气相求"。诊病时,若能窥测到患者体质阴阳之偏差,就可以有的放矢,防止病邪的深入传变。如素体阴弱之人,多有虚火,故易感温热之邪,证候多为阳热之证。有时即使感受寒邪,在温散寒邪的时候也要考虑其体质特点,用药有所顾忌。

3. **体质强弱直接影响着疾病的治疗和预后** 《素问·评热病论》言:"精者三日,中年者五日,不精者七日。"《灵枢·论痛》篇曰:"同时而伤,其身多热者易已;多寒者难已。"这些论述均表明体质强弱对疾病治疗和预后的影响。针刺疗效出现的快慢,也与体质息息相关。《灵枢·行针》篇言:"百姓之血气各不同形",故具有截然不同的针刺感应,如重阳之人得气极快,"神动而气先行";阴阳平和之人得气容易,"针入而气出疾,而相逢";阴气多而阳气少者得气较慢,"针已出,气乃随其后";多阴而少阳者得气最难,需"数刺乃出"。因此,一方面,体质的阴阳气血影响针刺时的经气感应,另一方面,针刺时的不同表现也能反映体质的差异。由上可见,体质是影响疾病预后的关键因素。

(三)经络诊断在体质辨识中所发挥的作用

1. **针刺得气时不同的经气感应可反映体质的差异** 《灵枢·行针》篇谈到针刺时"百姓"六种不同的经气反应产生的原因,就是由于体质差异而致。"神动而气先针行"者,为"重阳之人",其特点为"熵熵高高,言语善疾,举足善高,心肺之脏气有余,阳气滑盛而扬";但是有一例外,貌似重阳之人,反"神不先行者",究其体质实为阳中"颇有阴"者;而"气与针相逢"者,为"血气淖泽滑利"之"阴阳和调"之人;而"针已出气独行"者,为"阴气多,阳气少"之人;至于"数刺乃知"者,实为"多阴而少阳"之人;"发针而气逆",甚至"数刺病益剧"者,为医之过,原因在于未能"视其形气",查其体质之"气血各不同形"所致。

2.从皮部、经筋及"经脉所过"之脏腑组织的特征判断性格之"勇怯""勇怯"即面对困难时的不同心理状态,也是体质的组成部分,它直接影响着疾病的易感性。面对不良刺激,"勇者气行则已,怯者则着而为病",即身体强盛的人,经络通畅,气血畅行,不会出现病变;而怯弱的人,气血留滞,经络不通,就会发生病变。如何判断性格是"勇"是"怯",可通过"观人勇怯,骨肉皮肤,能知其情",即通过观察病人的"皮肤之薄厚,肌肉之坚脆缓急"而能了解病情,并以此作为诊病的方法。

二、经络诊断与健康评估

整体观是中医理论的一大基石,它认为人体是一个上下内外紧密联系的整体,而这种联系的基础就是经络系统。经络内属腑脏,外络肢节,其内运行的气血周流不息,构成了周而复始、如环无端的流注系统。

古人通过长期观察,取类比象,将古代哲学、天文、历法与经络学说结合,根据人体气血一日内十二个时辰的消长变化,明确了十二经脉各自对应的流注时辰。在不同时辰,经脉气血的盛衰呈现周期性的变化规律。如果个体能遵循这种变化规律,就可保持经脉通畅,气血和调,身体健康,反之,则为病态。

(一)十二地支与十二时辰

古人根据自然界万事万物的发展规律,选用十二个具有相应含义的汉字来表述事物生、长、壮、老、已的发展规律,即为十二地支。分别是:子、丑、寅、卯、辰、巳、午、未、申、酉、戌、亥。子是"兹"意,表示万物始萌于既动之阳气;丑是"纽"意,指阳气在上而未降之意;寅是"演"意,指万物开始生长的意思;卯是"茂"意,言万物茂盛也;辰是"震"意,指物经震动而长;巳是"起"意,指万物已成;午是"忤"意,指万物盛大,物极必反;未是"味"意,万物皆成有滋味也;申是"身"意,指万物的身体都已成就;酉是"老"意,万物之老也;戌是"灭"意,万物尽灭;亥是"核"意,万物收藏。

一日内的阴阳消长变化用十二地支来纪时,即为十二时辰,每一时辰代表现在二十四时计时法的两小时。子时,子夜,为第一个时辰;丑时,鸡鸣,为第二个时辰。寅时,平旦,是昼夜的交替之际,为第三个时辰;卯时,日出,指太阳初升,为第四个时辰;辰时,早食,为第五个时辰;巳时,隅中,临近中午,为第六个时辰;午时,日中,中午,为第七个时辰;未时,日昳,太阳偏西,为第八个时辰;申时,日晡,为第九个时辰;酉时,日落,阳气衰少,阴气渐长,为第十个时辰;戌时,日暮,太阳落山,天地昏黄之时,为第十一个时辰;亥时,人定,夜色已深,进入睡眠,为第十二个时辰。

其对应关系如表4-17:

表4-17　十二时辰与北京时间对应表

地支	子	丑	寅	卯	辰	巳	午	未	申	酉	戌	亥
北京时间	23~1	1~3	3~5	5~7	7~9	9~11	11~13	13~15	15~17	17~19	19~21	21~23

(二)十二时辰与十二经脉

人与天地相参,与日月相应。自然界的各种变化对人体产生着巨大影响,随着时间的更替,人体逐渐形成与自然界相应的节律性。一日十二时辰中,十二经脉的气血运行规律如下:每条经脉的气血充盈对应一个时辰,根据流注次序,子时胆经—丑时肝经—寅时肺经—卯时大肠经—辰时胃经—巳时脾经—午时心经—未时小肠经—申时膀胱经—酉时肾经—戌时心包经—亥时三焦经,最后再流入肺经。首尾相接,如环无端。歌诀如下:

肺寅大卯胃辰宫,脾巳心午小未中,申膀酉肾心包戌,亥焦子胆丑肝通。

（三）十二经脉主时论对健康行为的指导意义

根据十二经脉的主时理论,各条经脉的气血有盛有衰,在其所主的时辰内气血充盛,非其时则气血空虚,因此其所属的脏腑功能不同时辰内也盛衰有别。人类的日常行为如果顺应十二经脉的功能特点,才能养生防病,保持健康状态。正如《素问·四气调神大论》所说:"故阴阳四时者,万物之终始也,死生之本也,逆之则灾害生,从之则苛疾不起,是谓得道。"

1. 子时　足少阳胆经主时,"肝之余气,溢入于胆,聚而成精",人在子时前入眠,胆才能维系其"中正之官,决断出焉"的功能。

2. 丑时　足厥阴肝经主时,"肝藏血","人卧则血归于肝"(《素问·五脏生成论》),此时熟睡,则血藏于肝,肝经经气充盛,则肝气疏泄,冲和条达。

3. 寅时　足太阴肺经主时,"肺主气,司呼吸",此时熟睡时深长均匀的呼吸更有利于肺气的宣发肃降,完成对全身气血的治理和调节。

4. 卯时　手阳明大肠经主时,"大肠主传导",此时大肠蠕动增加,有利于排泄。

5. 辰时　足阳明胃经主时,"胃主受纳",此时胃气和降,有利于纳食,是最佳的早餐时间。

6. 巳时　足太阴脾经主时,"脾主运化",为气血生化之源,此时旺盛的脾气可将胃所受纳的饮食物进行运化,升清降浊,化生气血,营养全身。

7. 午时　手少阴心经主时,心"主神志"、"主血脉",此时心经经气充沛,血脉运行滑利,应闭目小憩,可涵养心血、心神。

8. 未时　手太阳小肠经主时,"小肠主泌别清浊",将经胃初步消化的食物水谷化为精微,水液归于膀胱,糟粕送入大肠。

9. 申时　足太阳膀胱经主时,"膀胱主气化",生成和排泄尿液,有利于人体的水液代谢。

10. 酉时　足少阴肾经主时,"肾藏精",受五脏六腑之精而藏之,内寓元阴、元阳,是人身阴阳之根本。此时应结束一天的辛勤工作,藏敛精气。

11. 戌时　手厥阴心包经主时,"心包是心之宫城",可代心受邪。此时最宜步行,使血脉通畅,心神安宁。

12. 亥时　手少阳三焦经主时,三焦为"元气之别使",元气推动血行,使营血入阴,此时入眠则保全人体的元气、阴血,人方可"昼精夜瞑",维系良好的睡眠节律。

综上所述,只有保持饮食有节、起居有常、劳逸适度、情志调畅的养生之道,方可实现健康有序的生活状态。

（四）经络诊断对亚健康状态的指导意义

亚健康是一种介于健康与疾病的临界状态,是多种心身疾病的前奏,具有向健康或疾病转变的双向性。世界卫生组织(World Health Organization,WHO)的一项全球性调查显示,真正健康的人仅占5%,患有疾病的人占20%,而75%的人处于健康和患病之间的过渡状态,即"亚健康状态"。其表现复杂多样,国际上尚无具体的标准化诊断参数,但以体乏无力为主要见症。

由于亚健康仅为功能性改变,而非器质性病变,现代医学检查没有病理改变,因此无法诊断和治疗。但患者的不适感觉及长期焦虑状态却使其长期处于一种非正常状态,生活质量极其低下。而针对这种情况,经络诊断却可以通过"审、扪、切、循、按"等方法,通过审察经脉循行线路上体表的压痛、皮肤色泽变化、皮下组织变异以及一些特征性变化等外在的征象来诊断疾病,并进一步选取相应经脉的腧穴或相应归经的中药进行治疗。这更符合《内经》"不治已病治未病,不治已乱治未乱"的"治未病"思想。在疾病尚未发生之时,提前预知疾病,并采取防治措施,杜绝或减少疾病的发生。

为了进一步说明经络诊断对亚健康状态的指导意义,特举例如下:

疲乏伴"手锐掌热"为手太阴肺经病变;疲乏伴"齿寒痹隔"为手阳明大肠经病变;疲乏伴"颜黑"、"恶人与火"为足阳明胃经病变;疲乏伴"腹胀善噫"为足太阴脾经病变;疲乏伴"臑臂内后廉痛、厥"为手少阴心经病变;疲乏伴"面如漆柴"为足少阴肾经病变;疲乏伴"掌中热"为手厥阴心包经病变;疲乏伴"面微有尘"为足少阳胆经病变;疲乏伴"面尘脱色"为足厥阴肝经病变等。

另外,随着科技的发展及经络研究的深入,一些经络诊疗仪的出现更使得经络诊断得以更好地推广和发展。目前,在一些健康管理机构中已应用这些仪器进行经络诊断,从而有针对性地进行养生指导。在反映脏腑功能的原穴、募穴、背俞穴等穴位上,采用皮肤电阻、二氧化碳释放量、高振动声测法、同位素等手段,对比相关经脉(经穴)的变化,从而诊断出病变的经络。尽管距离大量的临床应用尚需一定时间,但从此可见经络诊断的良好前景。

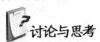**讨论与思考**

经络诊断的重点内容及其与中医其他诊断方法的关系。

第五章 经络诊断的现代研究进展

近年来,随着科学技术的进步,现代生物医学的发展,人类对自身形态结构和生命过程的认识不断深化,国内外研究者在各个科学领域内用不同的手段和方法,在经络诊断方面进行了深入的研究。

第一节 经络诊断理论的现代研究

经络诊断理论的现代研究主要有经脉与内脏相关、络脉与内脏相关、腧穴与内脏相关理论的现代研究。

一、经脉与内脏相关理论现代研究

经脉与内脏相关理论是指经脉与内脏之间的一种双向联系,体现在两个方面:一是内脏自身的生理现象或病理改变,可以反映到体表相应的经脉循行路线上,从而表现出特定的症状和体征,如生理方面的循经感传现象,病理方面感觉异常、循经皮肤病、皮下结节、条索状阳性反应物、局部血管扩张等组织形态学、生物物理学及生物化学的改变;二是通过刺激体表相应的经脉,可相应地调节内脏生理功能和病理改变。经脉与内脏相关理论是脏腑经络学说的核心内容之一,是指导经脉诊断和治疗的重要理论基础。目前研究较深入的有足阳明经与胃相关、手少阴经与心相关。

(一) 研究进展

1. 足阳明经与胃相关研究

(1) 足阳明胃经与胃相关的神经节段机制:足阳明胃经与胃相关的神经节段机制主要围绕经脉与神经的分布、走行和功能开展相关研究。有研究通过辣根过氧化物酶(HRP)及荧光双标示踪法观察了大鼠足阳明经上的伏兔、足三里、下巨虚的皮下感觉传入在神经节的投射,表明 L_{2-5} 脊神经节发出的纤维与 3 个穴区均有关联,其中 L_{2-3} 主要交叉投射到伏兔穴区、足三里穴区皮下,L_{3-4} 主要投射到足三里穴区、下巨虚穴区皮下,说明同一穴区的皮下组织可接受多个神经节发出的纤维支配,一个脊神经节发出的纤维又可投射到几个穴区皮下;还有研究表明胃经的足三里穴区与胆经的阳陵泉穴区的神经节段性均出现在 $L_4 \sim S_2$ 节段,此研究进一步认为相同部位的不同经脉的腧穴,其在脊髓的节段性分布大致相同又略有差异,同样神经节段的不同经脉的腧穴,其功能有差异也有共性。有研究者选用足少阳胆经的上关、阳陵泉和与之对应的足阳明胃经的下关、足三里进行电针刺激,观察对牙痛和尾部疼痛的镇痛效应,结果显示上关、下关位于头部的颧弓上下,同为三叉神经支配,其对牙痛镇痛效果更好,而阳陵泉和足三里位于腓骨小头前下方,同受腓总神经支配,对尾部痛的镇痛作用更好,表明穴位相对特异性似不依经脉区分,而与神经支配的节段性关系密切。另有研究发现:刺激足阳明经头面、躯干、下肢的四白、天枢、梁门、足三里、上巨虚等穴对人胃窦面积、胃幽门压力、动物胃排空率均有影响,而针刺与其旁开对照点的作用则不显著;另有研究者通过比较不同神经节段腧穴对高位颈髓横断后模型大鼠胃内压的影响,发现高位颈髓及脊髓上中枢对不同神经节段腧穴调节胃内压可能具有不同的作用,这种差异可能与不同神经节段腧穴调节胃内压的神经传导途径不同有关。这些观点为经脉对相关脏腑特异性调控作用提供了一定的实验依据。

(2) 足阳明胃经与胃相关的自主神经机制:目前多数研究认为经脉与脏腑相关是沟通经络基础研究和临床实践的纽带。近年来有实验研究认为神经节段纤维是经穴与脏腑之间的重要联络桥梁。有研究者认为足三里穴区的皮肤及肌群分别由腓浅、腓深神经支配,自脊髓 L_4 到 S_2 段发出,供应足三里穴的血管神经是由胫前动脉分支上的胫神经获得交感纤维及感觉传入纤维,有研究发现,切断胫神经后针刺足三里则胃电明显升高,且正常对照组与切断胫神经对照组之间胃电无显著差异,说明自主神经在针刺足三里影响胃电变化中起重要作用。

(3) 足阳明胃经与胃相关的中枢神经机制:有研究观察了不同时辰针刺健康人胃经足三里、上巨虚,对脑功能变化的影响,结果发现开穴和闭穴时配伍电针针刺后,脑功能磁共振成像(functional magnetic resonance imaging,fMRI)被激活信号增高和功能被抑制信号减低脑区有所不同,表明中枢神经参与到针刺效应差异中。还有研究发现针刺胃经的内庭和陷谷时,针刺陷谷穴特异性激活了同侧额内侧回、额下回内侧、扣带回前部和丘脑腹外侧核,针刺内庭穴特异性激活了双侧扣带回后部、对侧额中回、额下回、楔前叶、同侧舌回、枕中回、豆状核,进一步从神经影像学角度验证了针刺同一经络上位置相近功能相似的腧穴可以引起与治疗作用相关的中枢神经系统响应。有研究者观察针刺胃经特定穴与胃经非特定穴对功能性消化不良患者脑葡萄糖代谢的影响,结果发现,针刺胃经特定穴可以引起功能性消化不良患者多个脑区协同一致的响应,而胃经非特定穴针刺影响到的脑区比较局限,且分布零散,在激活广度和程度上都不如胃经特定穴,这可能是相同经脉上特定穴较非特定穴更具有治疗优势的中枢机制。

(4) 足阳明胃经与胃相关的体液调节机制:胃肠动力障碍易致腹胀、腹痛、嗳气、反酸等临床症状,大量研究发现,针刺足阳明经经穴可通过调节脑肠肽、P 物质、胃动素、胃泌素等物质含量达到缓解临床症状目的。有研究者采用电针家兔足阳明经头面四白穴、躯干梁门穴、下肢足三里穴,观察其对胃黏膜损伤的防御性保护作用,结果发现电针足阳明经不同部位经穴,在降低家兔胃黏膜损伤指数,升高胃黏膜前列腺素(PGE2)及表皮生长因子(EGF)的含量方面,以足三里穴作用最为明显。还有研究通过针刺足阳明经四白、天枢、足三里穴发现,刺激以上穴位可促进被抑制的胃运动得以恢复,但四白主要影响胃窦胃动素含量,天枢主要影响胃窦 P 物质及延髓胃泌素含量,足三里穴则对 P 物质、胃动素及延髓胃泌素均有影响,进而得出结论:针刺足阳明经对胃运动的调整作用有脑肠肽参与,但不同腧穴对胃运动的影响所涉及的脑肠肽不完全一致。

2. 手少阴经与心相关研究

（1）手少阴经与心相关的神经节段机制：内脏器官是由自主神经所支配，具有部分节段性的分布特征，如支配心脏自主神经脊髓节段是 T_{1-5}。而支配皮肤、血管平滑肌、皮肤内腺体以及内脏器官的交感神经，其节前纤维均来自固定的脊髓节段交感神经胞体，经过交感神经节后，又随着有固定关系的脊神经伴行，因此具有比较清楚的节段分布特点，如支配上肢的皮肤神经节段分布区 C_8、T_1 前臂、手尺侧（掌、背双面），与手少阴心经在前臂走行部分吻合，手少阴经经脉走行与尺神经分布相似，尺神经源自 C_{7-8} 和 T_1 节段，因此心脏所在节段与支配上肢皮肤、手尺侧神经节段有部分重合，可为手少阴经与心相关的基础。还有研究将 3 种不同荧光素快蓝、碘化丙啶、双苯甲亚胺分别注入心经穴位、肺经穴位和心脏，观察 $C_6 \sim T_5$ 节段脊神经节中标记细胞的分布，结果发现，左右两侧标记注入心经穴位与心脏的荧光素双标细胞平均数均高于注入肺经穴位与心脏的荧光素双标细胞，提示 $C_6 \sim T_5$ 节段神经节中神经元的轴突有分支现象，其一支分布于心脏，另一支分布于上肢尺侧，也提示手少阴经与心脏有神经节段联系，这种现象是体表内脏相关的神经形态学基础。此外，还有研究者观察到针刺心经穴位（神门、灵道、少海）、经上非穴（取灵道与少海中点）以及非经穴对冠心病患者心脏功能所产生的即刻效应，结果发现针刺心经穴位可改善冠心病患者心肌供血，优于经上非穴及非经穴，提示手少阴心经与心相关功能的相对特异性，此功能与神经节段机制密切联系，因为四肢的神经节段是原始的体节沿肢体长轴纵向延长，每一条经脉位于 1～2 个神经节段上，手少阴心经在上肢尺侧，走行于前臂内侧，上达腋窝前缘，从神经节段支配角度看，该经脉位置正是胸髓上部节段区（T_{1-3}）支配上肢内侧躯体感觉神经进入上部胸髓节段后角，而支配心脏的交感神经初级中枢也在上部胸髓节段（T_{1-5}），两者在上部胸髓节段后角内发生汇聚，因此手少阴心经每一穴位主治病症均与心脏疾患有关。有研究者观察相同强度的电针刺激大鼠心经的青灵、少海和肺经的侠白、尺泽穴位时，电针心经穴位时引起更显著的心交感神经兴奋，而心交感神经刺激可引起心经穴位最大的肌电反应，该研究证明刺激心交感神经可特异性引起心经经脉循行区反射性肌电反应，而有节段差异的肺经经脉循行区诱发的肌电反应则很弱，提示手少阴心经经脉与心脏特异性联系的基础是神经节段的相同性和神经纤维分布的相对密集性。因此四肢经脉穴位与功能主治病症这一"纵向"沿经分布特征，为临床"循经取穴"及"宁失其穴，勿失其经"的治则，提供了神经科学依据。

（2）手少阴经与心相关的自主神经机制：人体每个体节以神经节段为中心，通过躯体神经联系体表，通过自主神经联系内脏，由此自主神经是体表-内脏联系的重要环节。心脏牵涉痛是典型例子，如支配肩及上肢的神经节段为 $C_3 \sim C_8$ 及 $T_1 \sim T_2$ 节段，肩及上肢掌侧的尺侧节段顺序为 $C_8 \rightarrow T_1 \rightarrow T_2$，是从小指尖至腋下的方向，当心脏交感神经传入兴奋很强时，就产生从尺侧下方开始扩散，上行至腋下的放射性疼痛，此路线相当于手少阴心经走行方向，由此心脏牵涉痛在体表出现的部位与经脉线部位十分一致，此牵涉痛是一种来自内脏冲动，并由自主神经传导的疼痛感觉，牵涉痛的部位常出现在与疾病器官有一定距离的体表，符合神经节段支配规律。

（3）手少阴经与心相关的中枢神经机制：有研究用神经追踪标记法对多组内脏和相关穴位进行神经追踪标记，发现手少阴经神门、少海与心脏标记脊髓会聚重叠在 $C_8 \sim T_2$，信息在脊髓整合，达到调整心功能的作用。同时有研究者通过 fMRI 研究手少阴心经中枢调控机制，发现针刺神门可兴奋对侧小脑 Ⅳ-Ⅷ，同侧小脑 Ⅵ、Ⅶ区，抑制同侧顶叶的部分区域，通过刺激后不同脑区的激活或负激活来调控心的功能,且与肺经太渊穴有差异性。

(4) 手少阴经与心相关的体液调节机制:有实验研究电针脑垂体后叶素致心肌缺血大鼠神门穴,用免疫组化 ABC 法显示神经肽类物质,观察胸髓、颈髓、延髓中有关传入和传出核团内神经肽类物质的分布,结果显示,P 物质(SP)、神经肽 Y(NPY)、神经肽 VIP 在分布上具有围绕血管和全身性普遍存在的特点,并有联系经络、网络全身、运行气血的总体分布和功能特征,认为心经及其表里经小肠经具有调整心率作用,而且这种作用可能是通过相应核团神经肽的改变而实现的,说明神经结构及其递质是经脉脏腑联系的结构和物质基础;肽能神经及神经肽类物质也是其结构和物质基础之一。

此外,还有研究从蛋白和基因差异表达、血管新生等方面进行了多角度、多靶点的机制研究。

(二) 研究思路

1. 设计思路　在开展经脉与内脏相关及其相对特异性研究中,多选取功能相近或循行路线接近的经脉穴位,或者表里经穴位,对比观察穴位对相应脏腑功能的调整;或将经穴与非经非穴进行对照,观察其效应结果的差异性,揭示规律及机制。

2. 研究内容　多层次、多靶点、多途径开展研究。内容涉及神经节段机制,包括皮肤、肌肉、内脏神经节段、经穴分布循行及功能主治与神经节段分配的关系;自主神经调节机制,包括针感传入与自主神经、针刺调整信息的传出与自主神经关系;中枢神经机制,包括在脊髓、脑干、下丘脑、大脑皮质等中枢整合机制;内分泌体液调节机制,包括单氨类物质、肾上腺类物质等。

3. 研究方法　从整体、系统、器官、组织、细胞、分子等不同层次水平开展研究,采用小动物活体成像、脑功能成像技术、免疫组化、荧光素标记、基因蛋白检测等方法。

(三) 目前存在的问题

目前,关于经脉与内脏相关的基础研究较多,临床研究较少。如何能将临床上常用的"近治与远治"、"同经异治和异经同治"、"宁失其穴、不失其经"以及"循经取穴"等选经取穴原则做深入的机制研究和分析,以进一步促进传统针灸理论的临床运用应该是我们今后研究的方向和重点。

经脉与内脏相关的基础研究思路大部分设计是对本经经穴、他经经穴、非经非穴对照,以期达到本经经穴特异性疗效的结果。但是,在动物研究中对于非经非穴点位置的确定尚没有统一标准,难以把握;且他经经穴也有调整本脏腑的作用,只不过其效应低于本经经穴,那么,如何能更确切、明显地体现本经经穴的相对特异性,在方法学中还需做进一步思考。

从经脉与内脏相关角度,手少阴心经是与心相关,手少阴经大部分经穴理论上应该主治心血管疾病,但实际上,在临床及机制研究方面,治疗心血管系统疾病较多的经穴是以内关为代表的手厥阴心包经穴,而以神门为代表的手少阴心经经穴则治疗神志系统疾病较多,那么,究竟是手厥阴心包经与心相关还是手少阴心经与心相关,它们之间究竟有何联系? 有何异同? 有何侧重? 这些问题也需做进一步深入的研究和探讨。

经脉-内脏相关是经络研究的一个重要方面,它可为阐释针刺的临床疗效提供了科学的实验依据,但经脉与内脏相关是一个极其复杂的问题,这之中存在经脉之间、经穴之间、脏腑之间、表里之间,脏腑相生相克关系,以及针灸临床的辨证论治和辨经论治,如此复杂的关系融合在经脉-内脏相关问题中,而我们目前做的大多数基础研究并没有涉及和考虑到如此多的方方面面,因此,经脉-内脏相关研究还有待进一步整合和深入。

二、络脉与内脏相关理论现代研究

络脉是由经脉支横别出的分支,逐层细分,形成别络、系络、缠络、孙络等,遍布全身,构成网状的循环通路,通过运行气血,贯通营卫,联络内外,完成传递生命物质和信息、渗濡灌注机体、协助物质交换的生理功能;同时亦是病邪传变的通道。络脉有阴阳之分,循行于体表的络脉为阳络,循行于体内、布散于脏腑的络脉为阴络,又称"脏腑隶下之络"。阴络随其分布脏腑区域而成为该脏腑组织结构的有机组成部分,故又有心络、肝络、胃络、脑络等,其敷布气血的功能也往往成为所在脏腑功能的组成部分。《素问·皮部论》曰:"帝曰:夫子言皮之十二部,其生病皆何如? 岐伯曰:皮者脉之部也,邪客于皮则腠理开,开则邪入客于络脉,络脉满则注于经脉,经脉满则入舍于腑脏也,故皮者有分部,不与而生大病也";又曰:"凡十二经络脉者,皮之部也。是故百病之始生也,必先于皮毛,邪中之则腠理开,开则入客于络脉,留而不去,传入于经,留而不去,传入于腑,廪于肠胃",因此病邪由表及里,由阳转阴,这说明络脉在体内的空间位置呈现出外(体表-阳络)-中(肌肉之间-经脉)-内(脏腑之络-阴络)的分布规律,既反映了一般疾病发展的普遍规律,又反映了多种迁延难愈难治性疾病由气及血,由功能性病变发展到器质性损伤的慢性病理过程。因此"络病证治"研究应注意将络病自身特征性病机变化与其不同致病因素及其继发性病机变化结合起来,才能有的放矢,取得更好的疗效。

(一) 研究进展

1. 络病证治　络脉是广泛分布于脏腑组织间的网络系统,循行于脏腑组织间的络脉成为脏腑组织输布气血津液、发挥各自生理功能的重要组成部分,而脏腑则通过络脉系统实现与其他脏腑以及表里的络属关系,以达到沟通内外环境的目的。因此,脏腑之络不仅是脏腑生理功能发挥的前提,亦是不同脏腑病变传变的通道,这一观点早在《内经》中就有所记载。对于络脉的诊察,在《内经》中有望络、扪络等诊断法,以络脉色泽、形态等方面的异常变化作为诊断络病的依据,如《灵枢·经脉》篇曰:"凡诊络脉,脉色青则寒且痛,赤则有热,胃中有寒,手鱼之络多青矣;胃中有热,鱼际络赤"。同时,通过刺激体表的络脉,可以治疗内脏的病变,如鱼际处刺络放血可治疗胃痛等。

现代医家从临床及实验研究出发,总结出络病的病机为络脉结滞、络脉空虚、络毒蕴结、络脉损伤;并从西医学的角度探讨了络病的发病机制,认为络病的发病可能与微循环障碍、微小血管病变等有关,丰富和完善了络病理论。大量基础和临床研究证实,微血管病理变化是心脑血管病、糖尿病肾病等重大疾病发生发展的共同病理机制,对于微血管病变的研究已成为当前研究的热点。而且微循环内流动的血液、淋巴液含有大量的巨噬细胞和免疫物质,能随血液而渗透到组织间隙,同时吞噬病原微生物和自身变性物质,起着类似络脉"溢奇邪"的作用。微循环是物质交换的场所,是机体的循环通路,与络脉之运行气血,濡养组织以及津血互渗作用功能相对应。络脉不仅与微血管的结构、生理功能存在相关性,同时络脉与微血管在病理变化、诊治方面具有极强的相关性,因此目前运用络病学说治疗心、脑血管疾病取得了显著的临床疗效,同时也开展了大量的基础研究。

2. 心络相关研究　目前大量的临床及实验研究证实,运用"络以通为用"的治疗原则,针灸内关、心俞等穴可以改善心脏功能,减弱心室重构,减轻心肌间质纤维化程度,改善心肌缺血等症状,其效应机制主要从血管保护、血管生成等方面展开研究。

(1) 血管保护机制:有实验研究证实,针刺或艾灸心络相关穴位对心脏具有保护作用,心肌缺血再灌注可以导致兔心肌细胞缝隙蛋白(Cx43)的表达下降,通过电针与艾灸新西兰兔"内关"穴均可以提高心肌细胞中 Cx43 的表达水平,提示其作用机制可能通过针灸"内关"穴增加 Cx43 的表达,参与心肌电耦联和代谢耦联,从而保护了缺血再灌注的心肌细胞。还有研究证实电针"内关"穴治疗实验性心肌缺血再灌注损伤大鼠后,其心肌细胞内源性保护物质一氧化氮(NO)、一氧化氮合酶(NOS)的活性增强,从而对细胞内储存的 Ca^{2+} 起着显著的调节作用,降低了缺血心肌细胞内 Ca^{2+} 浓度,明显减轻了心肌缺血再灌注的损伤程度,对心肌细胞起到了良好的保护作用。内关穴系心包经络穴,络心系,同时又是八脉交会穴之一,通于阴维脉,心包代心受邪,故凡邪犯心包,影响心脉血行,导致心络瘀阻的血管病与气机紊乱的神志病皆可取本穴。同时,在此实验中,研究者还用电针刺激手太阴肺经的"列缺"穴和手阳明大肠经的"合谷"穴,发现心肌细胞中的 NO、NOS 活性无明显增强,从而证实电针对心肌细胞的保护作用与络脉-内脏间的特异性相关分不开。

(2) 血管生成机制:血管管腔通畅、功能正常是确保心脏完成泵血和血液循环的基础与前提,而心血管功能障碍则主要表现为各种原因所致的血管管腔狭窄或闭塞所致的一系列病症。因此,当心脏血管功能受损致使管腔狭窄、闭塞时,新生的心脏血管对于改善缺血性心脏病的症状具有至关重要的作用。有研究显示针刺"内关"穴可以促进血管内皮细胞生长因子(VEGF)和碱性成纤维因子(bFGF)的表达,抑制转化生长因子-β(TGF-β)的表达,促进血管的生成。因此,通过针刺提高了心肌缺血局部微血管及侧支循环形成能力,从而缓解了心肌缺血的临床症状。

3. 脑络的相关研究 脑络是络脉的一部分,它既反映着络脉的基本属性,又具有其特殊的生理、病理特征。脑位于颅内,清明之府所在,网络交错于头窍的络脉,为气血最盛之所,起着充实脑髓、营养脑神的作用。《医宗金鉴》言:"脑为元神之府,以统全身";《医学原始》言:"脑颅居百体之首,为五官四司所赖,以摄百肢,为运动知觉之德";《灵枢·海论》篇言:"脑为髓之海……髓海不足,则脑转耳鸣,胫酸眩冒,目无所视"。脑络渗灌精血以充实脑髓,是神机运动的物质基础;脑络敷布阳气以温煦脑神,为神机运动的源动力。脑络一旦受阻,则导致脑络瘀阻、积滞、绌急,从而导致神机受损。脑卒中就是由于脑络受损,导致的局部或全身性功能缺损综合征。

(1) 血管保护机制:脑络瘀阻、积滞、绌急导致脑之脑络供血供氧中断,在此基础上出现营养代谢活动障碍、局部组织代谢废物(如神经毒、毒性自由基等)瘀积成毒等一系列病理变化,对脑组织造成损伤,甚至是坏死。针刺可以通过抑制细胞因子、调节血管神经肽等保护脑血管,减轻缺血再灌注脑损伤的症状。有研究显示,针刺"十二井穴"有降低脑缺血大鼠脑组织及血清中肿瘤坏死因子-α(TNF-α)的作用,电针可对 TNF-α 的过度表达产生抑制作用,减轻脑缺血损伤后的炎性反应,从而实现对缺血再灌注脑损伤的保护作用。还有研究观察了针刺治疗对急性缺血性卒中 98 例患者血清一氧化氮(NO)、内皮素(ET)含量的影响,结果表明针刺能起到提高 NO 水平、降低 ET 水平的作用,从而有效地调节了血管张力,改善脑组织的血流量,减轻脑细胞的损伤程度。

（2）血管生成机制：有研究采用穿线法阻断大脑中动脉复制大鼠脑缺血模型,观察针刺人中、内关、曲池、足三里对大鼠海马 CA3 区微血管数目及神经细胞形态学改变的影响,并与针刺地机、经渠组和假手术组对照,结果显示实验组可以显著减低大脑中动脉闭塞（MCAO）大鼠缺血后海马 CA3 区的神经元死亡率,并可显著增加缺血区的微血管数目,提示针刺可促进血管形成,减轻神经细胞的损伤。还有研究者显示电针刺激任脉和肌肉注射碱性成纤维细胞生长因子（bFGF）,两者均可促进局灶性缺血模型大鼠原位神经干细胞增殖,从而改善缺血性脑血管疾病的预后。

（二）研究思路

络脉狭义分为气络与血络,气络与神经-内分泌-免疫密切相关,主要从药物角度入手观察研究;血络与微循环相关,一般从络脉颜色、形态等方面诊络识病,通过刺激络穴或刺络方法治疗疾病,通过选取不同系统疾病进行对照设计,观察其效应结果差异性,探讨和验证络脉与内脏相关及其相对特异性。多层次、多靶点、多角度开展研究。在血管保护机制方面,研究涉及调节细胞因子、血管神经肽、提高氧化系统活性,拮抗自由基以及血管保护机制之间的关系;在血管生成机制方面,研究集中在血管内皮细胞功能、侧支循环生成与建立、微血管数目与形态变化以及神经细胞形态学改变等方面。

（三）目前存在的问题

经穴研究与络穴研究出现交叉重复,那么,如何能有效地进行实验设计,从而分辨络穴治疗与其所属脏腑之间的关系,是我们下一步络穴-内脏相关研究的重点。在此基础上,如何能将经穴研究与络穴研究进行衔接与互证,从而扩展经络系统内容,是我们今后研究的难点和亮点。

络病理论逐渐受到很多研究者的重视,并且提出气络、病络之新说,丰富了络病学说的基础理论,扩大了络病证治的范畴,但是目前研究主要集中于血络,且将络脉与西医所述之微循环相提并论,那么,两者之间究竟是否完全等同? 若非完全对等,在运用络病理论辨证论治时,又有何注意事项? 除了对于血络的研究,又如何着眼于"气络"、"病络"的研究? 三者之间是否存在联系,又如何体现? 这些都是我们在研究中值得探讨的问题。

目前尚未系统地开展络脉（穴）与内脏相关功能上相对特异性机制研究的内容,大部分研究设计思路是从"脉络-血管同一性"出发,主要着眼于血液循环、血管保护及生成机制等方面,如何在此基础上进一步挖掘络脉（穴）与内脏相关的特异性机制研究还需做深入的探讨。

络脉（穴）-内脏相关是经络研究的一个重要方面,随着络病理论的发展与完善,络脉（穴）-内脏相关将为阐释针刺临床疗效提供更全面的实验和临床依据,但络脉（穴）与脏腑相关究竟如何体现,针灸临床上如何根据辨证论治的原则取穴和配穴,如何避免其他原因对结果造成的干扰,都有待做进一步的深入研究。

目前对于络脉、络病理论的研究主要集中在如何改善血管内皮的功能、祛除受损脉络的致病因素以及修复受损的脉络,近年来,通过将络病理论运用于指导临床疑难疾病的预防和治疗取得了一定成果,尤其在防治心血管疾病、代谢性疾病、自身免疫性疾病等方面取得了较好的疗效。既然络脉具有"脉络-血管同一性",是否所有与微循环障碍有关的病种均可运用络病理论进行指导论治,而对于"络以通为用"的治则其科学内涵如何,都可作为今后学习和研究的方向。

三、腧穴与内脏相关理论现代研究

腧穴-内脏相关是经络学说的核心内容之一,反映了体表的经脉、穴位与五脏六腑之间的双向性联系,主要包括两层含义:一是脏腑生理或病理改变可通过多种形式在体表相应经脉、穴位上出现反应,表现出特定的症状和体征;二是通过刺激体表的经脉穴位,又可对相应脏腑的生理功能和病理改变起到一定的调节作用。《素问·调经论》云:"五脏之道,皆出于经隧,以行血气。"《千金翼方》云:"凡孔穴者,是经络所行往来处。"说明脏腑、经络、腧穴之间,内外相应,形成一体。脏腑生理功能、病理变化,可通过经络反映到腧穴上来。《灵枢·本脏》篇云:"视其外应,以知其内脏,则知所病矣。"《丹溪心法》中亦指出:"欲知其内者,当以观乎外,诊于外者,斯以知其内。盖有诸内者形诸外。"说明通过人体的外在现象、变化可推知体内的变化,经穴-脏腑相关是指导中医诊断和治疗的重要理论基础。"夫十二经脉者,内属于腑脏,外络于肢节",经络系统将人体联系成一个有机整体,脏腑生理病理改变以经脉-脏腑间的联系为依据,腧穴就是脏腑病证在体表的反应点和治疗点。

(一) 研究进展

1. 背俞穴与内脏相关的研究 有研究者认为,背部腧穴与脏腑之间的横向联系,实际上是通过气街实现的。按气街理论,十二经脉气到达胸腹头面后,均通过气街而向前后扩布。其中,手三阴经的脉气通向胸部,内属于肺、心、心包,前应于胸膺,后应于背部;足三阴经的脉气通向腹部,内属于肝、脾、肾,前应于腹前壁,后应于背部。由于气街中脏腑之气的前后扩布比较弥散,所以,在胸腹或背腰部与之通应的穴位不只限于一个。在背部,与脏腑之气通应的穴位主要是背俞穴,但背俞穴两旁的穴位也在脏腑之气扩散范围内。脏腑之气扩散范围内的穴位,除膀胱经第 1、2 侧线上的穴位及督脉穴之外,还包括夹脊穴。有实验用辣根过氧化物酶(HRP)和荧光双标法研究了家兔心脏与心俞穴、内关穴的外周神经联系,将 HRP 注入左心壁后,HRP 标记细胞弥散地分布于 $C_6 \sim T_{10}$ 脊神经节,其中 $T_2 \sim T_6$ 是相对集中的节段,将快蓝(FB)和核黄(NY)分别注入左侧心壁和心俞穴、内关穴后,在心脏和心俞穴的配对组中,心脏的感觉神经元细胞体与心俞穴的感觉神经元细胞体在 $T_4 \sim T_6$ 脊神经节重叠,以 T_5 最为集中,说明在 T_5 脊神经节内有一些感觉神经元,其周围突分支分布于心脏与心俞穴,证明了家兔心脏与心俞穴可以通过 T_5 脊神经节内少量分支投射神经元直接相联系。

2. 募穴与内脏相关的研究 有研究发现肾俞-肾组、京门-肾组、肾俞-京门组分别在大鼠 $T_{13} \sim L_3$、$T_{12} \sim L_2$、$T_{13} \sim L_1$ 脊神经节内出现双标细胞;胃俞-胃组、中脘-胃组、胃俞-中脘组分别在 $T_9 \sim T_{13}$、$T_8 \sim T_{12}$、$T_9 \sim T_{12}$ 脊神经节内出现双标细胞;小肠俞-小肠组、关元-小肠组分别在 $L_1 \sim L_4$、$T_{13} \sim L_3$ 脊神经节内出现双标细胞;心脏俞募穴与心脏的共同传入神经元都主要分布在 $T_2 \sim T_5$,其中以 T_5 最集中。证明了俞募穴与各自脏腑的联系通路,是通过相同或相近的传入神经,并在脊神经节和脊髓背角神经元进行整合后传入大脑中枢,脊神经节和脊髓背角会聚神经元是俞募穴刺激效应具有相对特异性的形态学基础之一。

3. 原穴与内脏相关的研究 有研究者采用 fMRI 技术观察针刺神门穴和大陵穴对脑功能的影响,探讨两穴效应的相对特异性。神门穴与大陵穴分别属于手少阴心经和手厥阴心包经,两者都为其所在经脉的输(原)穴,且都位于手腕横纹处,属于同一解剖节段,在主治上也都有治疗神志病的作用,实验结果显示针刺神门穴与大陵穴激活的脑功能区不完全相同,两穴共同激活区为语言、认知功能等相关区域,语言、认知功能都归属于中医理论中情志、神志范畴;神门穴特异激活情绪控制等区域,大陵穴特异激活自主神经功能支配等区域,两穴针刺效应各具特异性。还有研究者采用 fMRI 技术观察针刺神门穴和养老穴对脑功能的影响,神门为手少阴心经的原穴,心为君主之官,心主神志,和"神"密切相关;养老穴为手太阳小肠经的郄穴。神门穴和养老穴属于不同经,虽然位置相近,但激活的脑区不同,而且这种激活与本经的循行、本经属络脏腑以及本经经络与它经经络、脏腑联系密切相关。还有研究者通过电针神门、太渊,观察急性心肌缺血家兔心率、听感觉门控电位 P50(AGP50)的变化,从认知功能角度分析不同经原穴对急性心肌缺血后大脑皮质感觉门控能力特异性的调整作用,结果显示,与模型组相比,电针心经原穴的神门穴能使感觉门控能力提高,电针肺经原穴的太渊穴对急性心肌缺血家兔 AGP50 的指标无影响,结果表明太渊穴虽与神门穴临近,但对心脏的调整作用不明显,经穴效应存在特异性。另有实验观察原络配穴对家兔急性心肌缺血模型心功能、血清乳酸脱氢酶(LDH)及心肌肌酸激酶同功酶(CK-MB)含量的影响,以手厥阴心包经络穴内关、手少阴心经原穴神门为对照,分析比较腧穴配伍在抗心肌缺血过程中的协同作用,结果发现,电针后各项心功能指标及心肌酶显著改善,其中电针神门配支正穴对急性心肌缺血的调整作用优于内关配神门穴,而内关又优于神门穴,表明心经原穴神门配小肠经络穴支正比单用心经原穴或心包经的络穴有更好的协同作用。

太溪为足少阴肾经的输穴、原穴,主治肾脏病候,还用于治疗心经、膀胱经、肝经、肺经所主的部分病症。有研究者通过针刺太溪穴,观察肾脏组织蛋白质变化相关性,结果表明,针刺太溪穴引起肾脏蛋白质 NAD 依赖型异柠檬酸脱氢酶和醌氧化还原酶的表达增加,可增强肾脏能量和物质代谢功能;解除醌类化合毒性,阻断氧化应激和亲电子应激,从而发挥保护肾脏的作用。另有实验采用蛋白双向电泳技术,探寻太溪与肾脏的同源性,研究发现大鼠太溪穴组织与非经非穴组织蛋白存在 8 个完全差异蛋白点,证实穴位和非穴位确实存在蛋白质差异性;而非经非穴与肾脏之间也有相关蛋白质,但较太溪穴与肾脏的相关蛋白点要少,表明肾经原穴太溪与其所属脏腑肾脏之间的密切联系与蛋白质有关。

有研究者用 PHE 201 型体表红外光谱仪对 104 名志愿者的太渊、大陵及非穴位对照点的自发红外辐射进行检测,分析其与肺功能的相关性,结果在穴位和非穴位对照点共 6 个检测部位中,有 4 个检测部位在某些波长的自发红外辐射强度与第 1 秒呼气容积(FEV₁)和最大通气量(MVV)有相关关系,其中太渊穴自发红外辐射与肺功能有相关关系的波长数明显多于其他检测部位,表明太渊穴自发红外辐射与肺通气功能有明显的相关性,能灵敏地反映肺通气功能的变化。

4. 下合穴与内脏相关的研究　上巨虚是大肠的下合穴,是治疗肠道病变的重要腧穴。有实验研究针刺上巨虚穴对人体各脏腑器官的影响,结果发现针刺上巨虚穴不仅能够调整食管、胃、直肠等消化功能,也会影响肺、子宫、前列腺、胸腺、脊椎等其他器官功能,其带来的能量变化有升高和降低两种。针刺后 1 小时即达到变化的最大峰值,在进行溃疡性结肠炎患者大肠经原穴与下合穴红外光谱的比较研究中发现,溃疡性结肠炎患者的上巨虚与合谷穴的红外辐射光谱强度左右有差异的波长实测数多于正常人,提示溃疡性结肠炎患者上巨虚与合谷穴左右两侧的红外辐射光谱可能不平衡,但合谷穴的表现更明显。研究显示当肠道病变时,其大肠经原穴的红外辐射光谱亦发生改变,并且较大肠下合穴的改变似乎更明显,提示大肠经原穴可以更好地反映内在肠腑病变。从经穴-内脏相关理论的角度来看,上巨虚属于胃经,合谷属于大肠经,可见本经上的穴位与本脏的关系较他经穴位更密切一些,体现了经络沟通脏腑体表气血通道的特殊性。

阳陵泉是胆的下合穴,是治疗胆囊疾病的重要腧穴。有实验观察针刺阳陵泉穴对慢性胆囊炎患者高张力胆囊运动影响的时效规律,结果表明针刺阳陵泉修复高张力胆囊动力学的最佳留针时间以40分钟为佳,以每天治疗2次为宜。还有研究者观察巨刺阳陵泉穴对胆道系统的影响,结果表明,左阳陵泉与右阳陵泉对胆道系统有同样的效应,故临床不宜只取右穴,而忽略左穴,也不必左右双穴同时取。另有研究观察电针阳陵泉对胆囊动力学改变的影响,结果发现电针阳陵泉对胆囊动力学改变具有明显的调整作用,电针治疗可反射性引起胆总管括约肌松弛,胆囊收缩,相应的胆囊体积缩小,胆囊排空、自解作用加强,胆汁流量增加造成有力的排胆活动,达到治疗胆囊疾病的目的。

足三里是胃的下合穴,可以治疗胃功能异常时出现的各种症状,如胃痛、呕吐、呃逆等。电针足三里穴能有效调节正常及胃肠功能紊乱模型大鼠胃肠微循环、生物电及神经递质、胃肠激素等相关指标的变化,具有一定的穴位特异性,提示足三里穴与胃之间存在特异性关系。电针足三里对胃黏膜损伤具有一定的保护作用,其机制可能是通过减少胃酸分泌、增加胃黏液层和胃黏膜厚度、抑制炎性介质反应、调节胃动力和胃电活动、促进胃黏膜损伤修复,以及调控机体内源性 ET-1/NO 和 CGRP/PGE$_2$ 水平等来实现的。针刺足三里时,针刺信息也可以通过足三里-脊神经节-胃之间的神经通路,对胃功能起到调整治疗作用。

5. 敏化态腧穴与内脏相关的研究 有研究认为,腧穴具有状态之别,即"静息"与"敏化"两种功能状态。敏化态腧穴是疾病在体表的反应部位,也是治疗疾病的最佳针灸部位,即腧穴是与疾病过程相关的体表特定的敏感部位,具有治疗疾病的较佳功能。因敏化态腧穴具有动态变异性,临床上只能应用《内经》中粗定位与细定位(探感定位)的二步定位法才能准确定位,而不能仅仅依靠骨度分寸定位或体表标志定位的一步到位法。腧穴的本质属性具有功能状态之别,而不仅仅是固定部位之别。腧穴热敏化是一种腧穴敏化新类型,它具有透热、扩热、传热等特性。处在敏化态的腧穴对外界相关刺激呈现腧穴特异性的"小刺激大反应"。热敏化穴的最佳刺激为艾热,也是灸疗的最佳选穴,疗效远优于常规静息态腧穴的针灸疗法。热敏化态腧穴在艾热刺激下极易激发灸性感传,气至病所,临床疗效大幅度提高,深入进行热敏化相关规律的研究,也是对腧穴-内脏相关理论内涵的进一步丰富。

(二) 研究思路

腧穴是人体脏腑经络之气输注出入的特殊部位,既是疾病的反应点,也是针灸防治疾病的刺激点。腧穴并不是孤立于体表的一个点,而是与深部组织器官有着密切联系、输通气血的立体结构。背俞穴、募穴、原穴、络穴、郄穴、下合穴等特定穴既可反映脏腑功能,又可用以诊察和治疗相应脏腑病症。在腧穴与内脏相关理论现代研究中,研究者们大多侧重于研究这些特定穴与内脏之间的作用机制。例如,在募穴与内脏相关的研究中,期门、日月是肝、胆的募穴,分别归属于肝经与胆经,主治肝胆疾病、胁肋胀痛、黄疸、口苦以及嗳气吞酸等,具有反应肝胆相关疾病的作用。研究发现,乙肝患者的期门、日月体表红外温度有不对称性病理高温且与病情相关。针刺肝胆募穴对炎性低张力胆囊的缩舒运动具有一定的双向调节作用,无论是期门组还是期门配日月组均能促进炎性低张力胆囊的舒缩运动。中脘为胃的募穴,是治疗胃部疾患的常用穴位,有实验观察到针刺中脘穴 10 天后,胃溃疡大鼠的溃疡指数明显降低,胃酸及胃蛋白酶活性下降,血浆及组织中胃泌素含量也减少,说明针刺中脘穴治疗胃溃疡的作用机制与抑制胃酸分泌、降低胃蛋白酶活性和胃泌素分泌有关,提示针刺中脘穴能够抑制胃黏膜攻击因子。中极是膀胱的募穴,主治癃闭、小便不利、遗尿等泌尿系统疾病,为治疗各型排尿障碍的主穴之一,有实验从尿动力学角度阐明电针中极穴对膀胱逼尿肌功能亢进和减弱两种异常状态的调节作用,结果表明电针中极穴可调节膀胱排尿期逼尿肌功能异常,电针作用存在频率差异性,电针 2Hz 组比 100Hz 组作用大,针刺中极穴和肾俞穴能减弱新斯的明造成的膀胱排尿速度的变化,也能改变膀胱排尿速度的变化,针刺治疗尿失禁的机制可能是通过降低膀胱平滑肌收缩力实现的。

（三）目前存在的问题

经穴-脏腑相关机制非常复杂,其中神经节段支配观点认为,体表(穴位)和脏腑以神经节段支配为中心,通过躯体神经和内脏神经联系成一个表里相关、内外统一的整体。有研究通过对躯干腹背经穴的主治功效规律分析,验证了神经节段支配观点,经穴的主治功效以神经节段为中心,实现经穴对脏腑功能的调节作用,即对与经穴处于同一或相邻神经节段的脏腑病变有很好的调节作用。还有研究以交感性神经的节段性来阐述穴位与脏器之间交感性神经的特异性联系及其节段联系的规律,认为在穴段内的任何一点,原则上都可以有节段较为一致的交感性神经支配,并总结出了以交感性神经节段为物质基础的分布规律。亦有研究证明,脊髓、脑干、下丘脑和大脑皮质等各级中枢神经都存在着既接受来自内脏传入信息影响,又接受来自体表传入信息影响的神经元,或两方面传入的信息投射在同一部位的会聚现象,为经穴-脏腑相关的中枢神经机制提供了科学依据。诸多研究表明,经穴和脏腑之间的确有相对特异性的联系,在此基础上,又对一些具有代表性的腧穴进行了深入分析,比较系统地论证了针刺某些特定腧穴的作用机制。经穴-脏腑相关除已知的神经、体液调节系统参与外,是否还有其他途径的参与,都需要我们继续研究和探索。

第二节　经络生物物理特性的现代研究进展

一、经络腧穴电学特性现代研究

穴位电学特性的研究从 20 世纪 50 年代开始,取得了丰硕的研究成果。其研究结果集中在以下几个方面:穴位的电学特性是客观存在的,但是穴位电学特性的特异性又是相对的;穴位的电学特性存在一定规律性;穴位的电学特性是个性化的,因人而异,因性别而异;穴位的电学特性因病而变化,主要表现为病证相关经脉的两侧同名穴位的电学特性的失衡现象。下面从经络腧穴电学特性探测仪器、经络腧穴电学特性表现特征及其临床应用等方面概括介绍经络腧穴电学特性的现代研究情况。

（一）经络腧穴电学特性探测仪器的现代研究

数十年的国内外研究结果表明,经穴具有低电阻、高电位的电学特征,根据这一特征,研究者研制开发了多种经络穴位探测仪。目前应用的经络穴位电阻探测仪主要分为两大类：两电极经络穴位电阻探测仪和四电极经络穴位电阻探测仪。

1. 两电极电阻探测仪

（1）两电极电阻探测仪及其应用：富尔电针（EAV,electroacupuncture according Voll）是1958年由德国的富尔研制出来的穴位测定仪，目前新一代的德国产的Vegatest,是在富尔电针的基础上发展完善而成的穴位测定仪，拥有专门的公司研制开发，并进行了欧洲医疗器械的认证。20世纪50年代出现的另一相似的仪器"良导络诊"，由日本京都大学生物学系教授中谷义雄（Ryodoraku）博士与世川久吾博士为首的研究团队研制开发。在十多年前东京良导络研究所赖逢甲先生首度将此类仪器引进到台湾应用，经由台湾公司研制成经络测定仪（MEAD），该公司对于MEAD进行了广泛的推广、应用和革新，所以MEAD仪器的理论来源于日本科学家Ryodoraku。虽然半个多世纪以来，两电极电阻探测仪不断发展变化，但均基于相同的原理设计而成，他们都是采用了直流两电极。

这类仪器又称为皮肤电阻检测仪（electrodermal screening device,EDSD），该仪器市场化程度高，多为医疗机构应用，在医学上主要用于经络失衡分析、疾病诊断、测定病源等。有研究表明EDSD对肿瘤等疾病具有较高的敏感性。与磁共振检测（magnetic resonance imaging,MRI）相比，EDSD在人体器官出现约5个肿瘤细胞时就可测定，但MRI需要体内至少有108～109个肿瘤细胞时才可以测定。台湾阳明大学利用Vegatest做了一系列实验，发现该仪器不仅对各种器质性病变有较高的符合率，同时对不同年龄段的健康人群的生物能数值、糖尿病控制、高血压控制等都具有较高的敏感度。

有研究者认为EDSD的重复性和稳定性不够，有待研究。如英国的Lewith在他早期的研究中提到EDSD对于气源性致敏原可以达到82%到96%的灵敏度，但晚些时候他做的相似实验又推翻了这一结论。实验同样选用的是德国的Vegatest仪器，采取双盲、随机设计，重复实验中得出EDSD对于气源性致敏原的检测灵敏度仅可以达到22%到29%，即Vegatest不能够分辨过敏与非过敏个体。

（2）两电极电阻探测仪的干扰因素：早在1958年我国研究者就提出了直流两电极的穴位电阻测定仪在使用过程中，其电极面积、电极对皮肤的压力、通电时间、电压等会对皮肤导电量产生影响，从而导致穴位电阻测定值不稳定。由此提示电极面积、电极对皮肤的压力、通电时间、电压等是直流两电极测定仪测量中应该注意的关键环节。

这类穴位电阻探测的仪器都采用的是直流电，这种电流用于皮肤，能产生电解作用引起蛋白质变性，使皮肤原来的状态受到破坏，受试者测试点有明显刺痛，还会产生组织的极化现象，所以穴位阻值的大小与直流电流的极性、强弱和测定时间有关，是一个变数，只有在小电流下，短时间内，才相对稳定。在穴位电阻测量中，为保持皮肤的原始状态，不被测量电流所破坏，而获得稳定的测量结果，研究者建议采用小电流的交流皮肤电阻测量仪器。因此，直流电只适应于一些非定量测定的简单探穴仪，或在一些专门研究经络、穴位极化特性的仪器中采用。

此类仪器多在干扰因素的控制上进行研究，例如改用银电极以减少极化、固定压力以减少压力对测量值的影响、增大电极面积减少电极压强刺激、采用恰当的介质控制干湿度。即使这样，研究者在同一部位每次测得的数值仍然不能一致。

2. 四电极电阻探测仪

（1）四电极电阻探测仪及其应用：哈佛医学院的 Ahn 等在经络电阻研究中采用了四电极法，他们将电极刺入皮下，探测一小段肢体的电阻值，用于皮下一段经络电阻值的测定。北京大学研究者在 1978 年也研制了四电极交流测定仪器，称作杨氏四电极法，通过电压-电流-电压参考-电流参考的四电极摆放，使得本仪器无需刺入皮下，即可以探测到穴位皮下浅层（2mm）一小区域的电阻值，用于体表穴位电阻值的测定。这类仪器市场化程度低，只是个别研究机构应用。

两个四电极测定仪主要参数比较见表5-1。

表5-1 两个四电极探测仪器的主要参数比较

参数性能	杨氏四电极法	哈佛四电极法
四电极特性	皮肤接触电极（面积 $28mm^2$）	刺入电极（直径 0.25mm，深 10mm，面积 $0.5mm^2$）
电极的放置	皮肤表面	四个电极针刺入皮下
四电极安排	电压-电流-电压参考-电流参考	电流-电压-电压-电流
测定的范围	电流电极下皮下浅层一小区域	两个电压电极间的一段肢体
测点的定位	穴位	经络

虽然这两个仪器均为四电极设计，但是由于两个四电极测定仪的电极摆放及相关参数不同，使得它们测量的范围有所差异，一个针对于穴位；一个针对于经络。

（2）四电极电阻探测仪的干扰因素：对于四电极探测仪的干扰因素，杨氏四电极探测仪在 1978 年的研究报道中就指出测定值与皮肤状况、电极湿润程度、压力大小、与皮肤接触时间的长短无关，对皮肤无刺激作用，测定值的重复性好，仪器表现出了良好的稳定性和可重复性。另有其他研究人员在穴位低电阻特性的研究中也证实了该仪器的稳定性。

目前，从经络腧穴电学特性的研究来看，需要从定量的角度来设计仪器，对仪器的需求较高。通过以上分析我们可以看到，这两类仪器具有不同的特点及干扰因素。两电极的经络穴位电阻探测仪的多向市场推广应用，有专门的企业进行研制开发，干扰因素较多，适宜于定性分析。四电极的经络穴位电阻探测仪干扰因素较少，适宜于定量研究，但缺乏相应的认证标准。

（二）经络腧穴电学特性表现特征的现代研究

1. 皮肤低电阻点或高电位点与传统穴位基本相符　前苏联研究人员在 1955 年首次报告了在人体体表上测出皮肤电位较周围高的点称皮肤活动点，有些点的位置与经穴相符，这些点上的电位可随内脏器官活动而改变。日本中谷义雄用低压（12V）直流电测量，最初发现一位肾炎患者体表有些导电量高的点，称为良导点，将这些良导点连起来，连线恰好与中国针灸图谱中肾经走行路线一致，中谷义雄将其称为良导络。法国研究者于 1958 年测出穴位的电阻比较低，而且同一经线上两个穴位间的电阻值比一个穴位到另一个非经非穴点之间的电阻值低，也比不同经的两个穴位间的电阻低。美国有研究者用高频高压电拍摄皮肤上导电点的放电现象，表明人的示指及小指外缘出现比周围亮的线，极像经络线。1956 年我国开展了经络测定的研究,研究方法来源于日本。1958 年张协和的研究结果显示电阻值低的这些点连成的线与古典的经脉相近,尤其在一些患者身上这一现象更加明显。1978 年北京大学研究者用四电极法测量 28 例健康人皮下电阻,发现四肢及躯干都有稳定的低阻线,与传统经络很接近。随后在 20 世纪 80 至 90 年代,我国又陆续有研究人员证实了这一观点,提示皮肤低阻点是循经分布的。

2. 穴位低电阻特性具有相对性的特征   20 世纪 80 年代我国研究者发现部分穴位不具有低阻抗的特点,所测穴位是否低阻抗有明显的个体差异。有研究者观察了电泳漆在正常人及病人皮肤上显示的低阻点,这些低阻点大部分与传统穴位符合,但不是所有穴位都能显示,而是因人因病而出现的。国外在这方面有较多报道,尤其是近几年的研究基本上均认为穴位的低电阻特性具有相对性,有研究者采用四电极法测定经络低电阻特性的研究,结果心经的电阻值显著低于对照部位,而脾经的电阻值与对照部位没有差异,后来又做了穴位电学特性研究的系统评价,该系统评价中纳入了 9 个相对严谨的研究,其中有 4 个研究认为并不是所有的穴位都具有低电阻特性。2009 年德国研究者看到 631 个测试点中有 62.8% 的穴位测量点与周围皮肤的电阻无差异,163 个穴位测量点显示低于周围皮肤,71 个穴位测量点显示高于周围皮肤。由此对于把穴位电学特性应用于穴位定位、健康评估、脏腑病证诊断,德国人持否定态度。

(三)经络腧穴电学特性的反应机体状态的现代研究

1. 基于生理状态的经络腧穴电学特性研究   有研究对 10 例健康受试者的十二经五输穴皮肤电阻进行连续十二时辰跟踪测定,发现呈现出近似余弦曲线的变化,与十二经气血流注有着基本一致的昼夜节律。有研究者看到了关元、命门的电位值在整个月经周期中呈曲线变化。还有研究表明冲阳、太白、太冲、太溪 4 个原穴的伏安特性在健康女子月经周期变化的总体趋势是月经后>月经中>月经前。

2. 基于疾病状态的经络腧穴电学特性研究   德国研究者于 1953 年发现穴位电阻变化可以反映很多器官的生理和病理情况,在此基础上发明了电子诊断法,现在仍在应用。日本于 1956 年开创了日本的良导络疗法。1958 年我国研究者采用日本中谷义雄经络测定仪的临床应用,开展了很多这方面的研究,主要涉及的病有头痛、子宫颈癌、急性心肌炎、瘿病、心肌梗死、胃溃疡、颈椎病等;证有心气虚证等。以上研究表明病证状态下的电学特性表现为相关同名经络穴位皮肤电阻失衡;与正常人体比较相关穴位的导电量明显降低或呈现低电流状态等。

(四)展望

电学特性研究为经络腧穴的诊断客观化奠定了良好的基础,但是还有一些问题需要进一步探讨,如:穴位电学特性应用于穴位定位、健康评估、脏腑病证诊断的条件及注意事项;应用过程中各影响因素如何控制以及如何进行仪器选择;穴位电学特性是否存在特异性,体现特异性的条件是什么?

二、经络腧穴其他特性现代研究

自 1950 年经络"良导络"的发现至今,许多研究者从电、热、光、磁、声及同位素等不同角度探讨了经络腧穴的生物物理学特性,并取得了一定的成果。随着光学理论的快速发展,其中,经络腧穴的超微弱发光、腧穴的红外辐射光谱以及循经激光传输等经络腧穴的光学特性研究为经络的存在提供了客观依据,同时也为经络腧穴的实际应用提供了生物物理学的理论依据。1998年我国研究者还探索性地为经络光学的研究提供了建设性的思路。1984年之后开始了对经络腧穴声学特性的研究,研究多采用声测经络技术,取得了较为显著的成果,表现在以下几个方面:经络腧穴的声学特性是客观存在的,且具有循经性;声波循经传导具有低速、衰减性;不同经脉、同一经脉不同腧穴对声波的接收情况不同,即敏感性存在差异;特定频率声波可引起腧穴周围微循环的改变等。

(一) 经络腧穴其他特性探测技术的现代研究

20世纪70年代,我国光子检测技术有了新的发展,出现了一种新的检测方法——腧穴超微弱发光,即运用以光电倍增管为核心的检测装置,让我们对经络腧穴超微弱发光的生物物理特性有了新的认识。后来,我国研究者又首创了低频声波检测经络体表循行线的实验方法,并通过实验证实了声信息的循经传导性。声测经络技术是通过机械振动刺激引起物体内部的微观动态发生变化,以应力波形式释放出多余的能量,产生声信息,此种声信息通过声传感器转换成电信号,经放大后加以显示或记录。声测经络技术由声波输入系统和声波检测系统组成。声波输入系统主要由输声头、功率放大器、信号发生器组成,向穴位输入低频声波;声波检测系统主要由声电传感器、双通道放大器、频谱分析仪及微机组成,可以在穴位所在经脉其他穴位处记录声信号。有研究者在声测经络技术的基础上研发了宫调音乐声波发射和接收系统,该系统将宫调体感音乐作为声信息传入人体,探究不同经脉腧穴对该音乐的接收情况以及敏感性。

(二) 经络腧穴其他特性的表现特征现代研究

1. 经络腧穴光学特性的表现特征现代研究

(1) 光有沿经脉传输的特性:有研究者发现穴位处的组织对 $10\sim20\mu m$ 波段红外光具有较高透射率,透光率可达到62%。1990年,前苏联的研究人员发现,当向一个穴位照射一束激光时,会在十几厘米以外的另外一个穴位上检测到光的信号。韩国研究者对心包经上的光传输特性进行了测量,发现光沿经脉与非经脉上的衰减强度有差异,证明光波有沿心包经传输的趋势。还有研究者用不同于韩国人的方法观察了光波沿心包经的传输,结果表明人体经脉可能是一定波长光波的良通道。2011年,在福建师范大学搭建的光学传输特性实验平台的基础上,有研究者观察了不同压力阻滞状态下光波沿心包经传输特性,实验结果显示,光波呈现沿经脉线传输的趋势及沿经光波传输可被阻滞,再次从光学的角度证明了循经感传现象的客观存在以及可被阻滞的现象。

(2) 正常人体左右同名穴位发光强度左右对称:有研究者认为:就同一个人而言,穴位处的发光强度高于周围非穴处的发光强度,健康人左右体表发光强度对称,而病人则会出现在左右体表测到一个或几个不对称的发光点,并且在针刺治疗以后向对称明显转化。有研究者对健康人体腧穴超微弱发光进行了大量研究,发现健康人左右两侧同名腧穴发光均值基本接近,上肢和下肢的三阳经与三阴经腧穴发光强度也接近,但是不同部位不同人群的腧穴发光值不同。有研究者观察了正常人体不同的部位超微弱发光,发现手指具有较强的发光,且高于手心和手背。有研究者对80例健康人体躯干部腧穴超微弱发光进行实验研究,研究结果显示腰背部左右两侧的背俞穴发光强度基本相似。还有研究者对健康女大学生太冲、太白、冲阳在月经期及月经期前后的反射光谱比较,结果显示月经期的反射率显著高于月经前和月经后,而这种差异太白、冲阳较太冲更为明显,初步表明经穴光学特性在反映月经的不同状态上具有一定的特异性,穴位反射光谱特性的变化与机体气血由盛而衰变化规律有关。有研究者采用线阵电荷耦合元件探测器的光纤光谱仪获取女性的子宫、肝、内分泌3个耳穴在月经前后不同时间的可见光反射光谱,发现耳穴漫反射光的变化与机体气血盛衰有关,而子宫则为反映胞宫气血变化最灵敏的耳穴。

（3）病理状态下人体左右同名穴位发光强度出现失衡:早在1980年有研究者对高血压患者的经穴发光信息进行了测试,结果显示高血压患者左右中冲穴的发光强度不对称,相差1倍左右。1997年,有实验研究发现支气管哮喘和慢性胃炎在发作期双侧相关背俞穴超微弱发光的强度出现不对称性。1998年有研究者进一步对支气管哮喘和慢性胃炎患者有关腧穴的超微弱发光进行了观察,发现健康对照组左右两侧腧穴发光值比较无明显差异,处于平衡状态,而患者相应腧穴两侧发光强度在发作期均有明显差异,显示失平衡状态。研究通过对原发性高血压患者经穴超微弱发光光谱观察,发现发作期患者肝俞、期门、太冲、太溪等穴位的光谱值呈现不对称性;病情缓解后,光谱值左右不对称性得到缓解。有研究者将胃俞与足三里穴位红外辐射检测应用于慢性胃痛的初步研究,检测患者胃俞与足三里穴位红外辐射值,结果显示红外辐射水平对辨别其寒热属性具有一定意义。另外,有研究者发现,利用特定的红外辐射装置,可以在冠心病患者的心包经、心经以及其他经脉上找到一些具有相对特异性的穴位,虽然这些穴位的红外辐射光谱形态与正常人相同,但在一些特定波段上的强度则具有显著性差异,而且两侧对称穴位的强度也存在差异。

有研究者对乳腺增生患者的膻中穴和期门穴及其非穴的体表红外辐射光谱进行比较,发现体表红外辐射光谱强度非穴位点比期门穴增高,比膻中穴降低,表明在病理状态下,机体处于不同的虚实状态。还有研究发现哮喘和胃炎患者在其相应腧穴两侧发光强度在发作期均有明显差异,出现失平衡状态。有研究者发现正常人同名手指发光值左右对称,而在病理状态下与其相对应的脏腑相关经络循行所过的手指出现不对称反应。

（4）人体穴位发光强度与针刺得气和循经感传相关:20世纪70年代后期,有研究发现人体经穴能发出超微弱光,针刺得气则可以增加发光强度,有循经感传者发光强度更加明显,同时观察到失血和死亡家兔的发光强度明显下降。同时以人体体表主动发射的超微弱冷光信息为指标,客观化、定量化地研究人体显性循经感觉传导规律,观察到循经感传线上的皮肤超弱发光的强度较其两侧对照部位强。还有研究不同参数电针刺激对健康人体经穴超微弱发光的影响,表明疏密波刺激穴位后,针刺穴位及本经远端穴位发光强度都有增加。

2. 经络腧穴声学特性的表现特征现代研究

（1）声波的循经传导性:现代经络研究证明,将外部声源作为声信息输入人体内,声波具有循经传导的现象,并能显示出经络的体表循行线。经络具有发声和导声特性。有研究者通过声测大肠经、胃经、膀胱经体表循行线实验研究表明,每一个检测点均检测到了与输入波完全一致的波形,其传导的轨迹与古典文献描述的胃经循行完全一致。由此可以看出,经络腧穴的声学特性具有循经性,经脉线是声波的一个优势传导路径。

（2）声波在不同经脉的循经传导有差异性:近年来,有研究者开始关注腧穴对复合声波接受差异性的研究,即利用宫调体感音乐声波检测下肢三阴经和三阳经传导差异,结果显示,宫调体感音乐声波在足阳明胃经传导优于其余下肢经络。还有研究者选用音乐声波发射与接收系统,来检测手三阳经、手三阴经对复合声波的接收情况,结果显示手三阳经的原穴接收强度高于手三阴经的原穴,研究还发现女性手六经原穴及手三阴经合穴的宫调音乐声波接收强度普遍高于男性,以上实验研究结果表明,不同经脉腧穴对音乐声波接受敏感性存在差异。有研究将健康女大学生下肢脾、胃经腧穴对音乐声波接收值做比较,结果显示不同经穴宫音声波接收效值比较差异性显著,胃经的足三里穴和胆经阳陵泉穴为宫音接收高敏感腧穴,胃经下巨虚、上巨虚和膀胱经昆仑穴为低敏感腧穴。

（3）声波在人体经络的传导速度及频率具有特异性:有研究者认为经脉具有声波频率特异性,出现循经性波的前提是有适宜的输声频率,运用经络输声技术探测到大肠经的传声速度均值在 11.0 ~ 14.5m/s。还有研究者通过实验发现:低频声波在胃经中的传导是不等速的,均在 12.6m/s,胃经各穴最佳输声频率均在 39.8 ~ 50.2Hz 之间。胃经各穴点的传声速度相比人体其他组织结构还是十分缓慢的,说明经络有其特殊的物质结构,进一步证实了经络的客观存在性。通过以上实验表明声波在人体经络的传导速度以及每条经络的输声频率是存在差异的,具有相对特异性。

（4）声波循经传导具有衰减性:有研究者发现胆经的体表循行线在下肢各穴波形最稳定,循经性波的出现率最高,而胸胁部明显下降。由此可以看出,经脉的声波在传导中有衰减特性。

（5）声波传导可改变经络的微循环:有研究者通过运用体感音乐疗法,分别在 30 例健康人的五输穴即井穴、荥穴、输穴、经穴、合穴以及阳陵泉穴、足三里穴,另外还有心包经及三焦经附近播放体感音乐低频声波（16 ~ 160Hz）,同时以激光多普勒血流仪分析循经腧穴及经络的微循环变化,发现不同经络、不同腧穴对不同频率的低频声波选择性吸收,即具有各自的"共振频率",例如心包经的共振频率为 A1 音（55Hz）,三焦经的共振频率为 A2 音（110Hz）,该频率的声波可引起该经络腧穴气血循环发生明显的变化,从而引起周围微循环的改变。

（6）与深筋膜组织关系密切:有实验表明,深筋膜组织可能是经络传导声波的物质基础。通过家兔实验发现,在切断皮肤、皮下浅筋膜后,声波信号的传导均无明显影响,而切断深筋膜组织后则会表现出循经信号消失。据此推断经脉声学特性与筋膜组织关系比较密切。还有研究用质子激发 X 线荧光发射技术观察穴位区钙离子含量,发现穴位区骨间膜钙含量高,为非穴区钙的 6.80 倍;通过放射性核素注入技术标记核素移行轨迹,发现其移行轨迹多为直线形,与经脉线的吻合率达 95%。

（三）展望

以上只是以光和声作为代表介绍了经络腧穴生物物理特性的研究现状,还有热、磁、同位素等方面的研究,都有类似的研究结果。虽然经络腧穴生物物理特性研究已经取得了一定的成绩,但还有一些问题需要进一步揭示,如光学研究为经络腧穴的诊断客观化奠定了良好的基础,但是距离经络腧穴诊断的临床应用,仍有很长的一段距离。所以,如何应用现代光学技术与方法合理提取穴位的有效信息,从而对穴位进行定性与定量分析,是我们今后研究的方向。还有经络腧穴的声学特性研究目前仍是一个相对陌生的领域,仍需我们不断探索。可集中在以下几个方面展开:①进一步探讨声波循经传导性的机制;②进一步探讨经络声学特性与年龄、性别相关性；③探讨经络腧穴声学特性与机体状态的相关性。临床研究多见经络声学特性与健康人相关性的探讨，而未见疾病状态的相关研究，未来我们可继续探测不同疾病患者经络腧穴声学特性，进而对比观察不同状态下声学特性的差异；④探测所有经络、腧穴的传导速度和输声频率，并以此作为临床诊断经络疾病的标准；⑤探索更多的方法技术来改变经络的传导速度和输声频率，从而改善经络状态。随着科学技术的突飞猛进，用于腧穴生物物理学特性研究的仪器设备不断发展，经络腧穴的生物物理特性有望在新技术的指导下得到进一步的研究与发展，并最终成为一种非侵入性、无创伤性的快速诊断技术或监测疗效的有效方法，与此同时促进中医学与现代医学的融合和发展。目前，我们需要有更加深入的、系统的、客观的、准确的研究，才能够为腧穴特异性的客观存在提供研究依据，才能更好地指导临床工作。

第三节　经络腧穴诊断设备研制的原理与展望

近年来，研究者们应用光、声、电、磁等物理学方法，研制开发了多种仪器设备对经络腧穴进行检测，如经络穴位探测仪、生命信息诊断仪等，通过检测有关经络腧穴部位的生理病理反应，测定经络腧穴的光、声、电、磁、力、微循环等生物物理特征的变化，从而协助疾病的诊断和治疗。这些经络腧穴诊断仪器具有灵敏、简捷、客观的特点，在临床中有较高的实用价值。

一、经络腧穴诊断设备

（一）研制原理

经络腧穴诊断仪器的研制主要是以中医经络学说为理论基础，运用现代科技等手段采集经络、腧穴生理病理表现的生物信息，再通过电脑数据管理系统，传到中央数据库，经整合、比对、分析后形成健康报告和防治建议的过程。它能对人体体能代谢、精神心理状态、神经功能、免疫功能等方面作出评估，对脏腑存在的倾向性或潜在性等亚健康状态做出初步判断，对主要疾病予以早期提示，并根据人体五脏六腑、十二正经、五行气血、阴阳变化，提示相关联的器官可能出现的症状，并提出相应的建议方案。

经络腧穴诊断仪器主要是运用现代传感技术来获取动态机体的阻抗、磁效应、红外等方面的输出数据，整合光、电、磁、红外等技术，在人体的某些部位输入信息，从而调整人体功能状态的仪器设备。目前，开展最早、应用最广的是经穴电学探测。20 世纪 50 年代，日本、德国和法国研究者先后报道了人体经穴电阻不同于非经穴，日本研究者采用直流电阻测定仪测量到某肾病患者沿肾经有皮肤导电量较高的点分布，在其他患者身上也发现了类似的现象，将这种皮肤导电量较高的点命名为"良导点"，由"良导点"连成的线称为"良导络"。此后我国研究者研制了多种测量体表电阻的仪器，系统地对人体经脉循行线进行了检测，发现经脉循行路线上的皮肤电阻较经脉循行路线两旁低，显示经脉线上皮肤较非经脉循行线有更好的导电性。

（二）经穴探测

经穴探测是根据机体在生理及病理条件下，穴位部位具有某些生物物理特性而发展起来的一种客观显示穴位、辅助诊断疾病的检测技术。中医经络学说认为,当脏腑生理功能改变和发生疾患时,经络穴位皮肤导电量会出现相对特异性的病理性反应。现代科学研究证实,生物电现象是一切活细胞的共同特征,经络和脑电、心电、肌电一样能够产生和传导生物电,且人体经穴具有低电阻特性。经穴探测仪就是通过测定人体特定经穴生物电流值及整合信息,诊察人体脏腑的气血、阴阳、生理与病理的状况,从而判断人体的生理功能以及病理变化。目前,用于临床经络穴位诊断仪的有穴位探测仪、耳穴探测仪、经络导平仪等。

1. **穴位探测仪**　穴位探测仪包括穴位电阻(导电量)探测和电位探测。经穴具有低电阻、高电位的电学特征,根据这一特征,通过检测有病理反应的腧穴部位的电位、电阻和导电量的变化,以及电容、电感等,从而协助疾病的诊断。穴位探测仪所测定穴位的电学反应具有较高的特异性,探测时将一定电流连接于人体经穴或非经穴表面,在体表上有容易通电的和不容易通电的区域,表明其阻抗是有差异的,这种差异可以通过被测区与电源之间的电流表显示出来,如果电流表显示的电流量大则该区域为低电阻点;反之,电流量小者为高电阻点。

2. **耳穴诊断仪**　耳穴诊断仪是根据大多数人的耳廓阻抗范围设计而成的,以探测人体生物电改变为依据,配以耳穴提示及穴名显示系统,集数据自动处理、自动诊断,探诊时将视诊、触诊等信息引入电脑,实现耳穴探测、诊断、结果打印等程序。

3. **经络导平仪**　经络导平仪是根据经络具有运行气血,反映症候,传导感应,调整虚实的功能,结合现代生物电子运动平衡理论,通过测量经穴的电参数,可知人体的健康程度,并根据导电量变化的程度或左右差值的大小,判断相应脏腑功能的“虚”、“实”或“失衡”的状况,协助疾病的诊断和治疗。其主要采用数千伏高压超低频的单向矩形脉冲电流直接输通人体的病灶区及相应的经络穴位点,在体内形成强电流回路,促成人体自由电子形成有秩序的运动,使肌体内病理经络的导通量由不平衡向平衡转化,促进神经传导功能恢复,经络通畅,使疾病好转或痊愈,从而达到治病和保健的目的。

二、经络诊断设备的研发思路与方法

随着科学技术的发展,中医诊断技术手段已不仅仅局限于传统上的“望、闻、问、切”,而是与现代诊断技术设备相结合,探索人类感官直接感受的深层次现象,使传统的诊法更加客观化、辨证更加规范化、标准化,以获得对人类疾病的病因、病机、病理以及局部结构和功能的变化情况更为精确的认识。现在的针灸临床医生在运用经络诊断学理论与技术去认识疾病表象的同时,又要利用现代化诊断设备与技术去认识疾病的深层意义。

(一) 建立研发标准

经络腧穴诊疗设备的发展呈现数字化、可视化、模拟化、智能化趋势,但仍然存在着经络腧穴诊断设备品种少,临床使用少,没有统一规范标准,中医特色未能全面体现等问题。经络腧穴诊疗设备要在中医经络理论的指导下,融合计算机信息技术,电子工程及生物医学工程等,研制开发具有中医特色的智能化、量化、可视化及示范化的诊疗设备,逐步修订,建立统一的标准,建立经络诊疗技术平台,促进科研成果转化。

目前,经络腧穴诊断仪器的研制主要通过现代传感技术来完成模拟经络诊断的“望、触、问”诊断方法,以便获取可观的临床数据。在这些研究过程中,经络腧穴诊断仪器的量化、规范化及标准化就显得特别重要,否则就无法进行比较,无法进行数据共享。首先要分析需要

"量化"的内容,然后选择传感器技术来模拟中医的某种感官以便获取所需的物理量;其次要运用现代科学技术来测量这些物理量,选择性能好、价格低、方便的测量仪器,进而建立数据共享平台;最后,选择的测量仪器必须规范化和标准化,以保证测量数据的客观、准确。

(二) 结合创新科技体系

现代针灸器材是医疗器械的重要组成部分。综观我国针灸医学数千年的发展史,每一次针灸器材的重大创新和变革,都会促进针灸医学的发展,特别是近几十年来,针灸与现代技术的有机结合,使各种针灸器材不断更新,表现出鲜明的时代特征,并在临床上得到广泛应用,取得了较好的疗效,为人类的健康事业作出了重大贡献。经络腧穴诊断仪器还需要从事生物工程、信息科学与经络诊断等跨学科研究人员的合作与研究,运用新型传感器、新型基础仪器、新型信息获取技术和处理方法进行研究,一方面要完善和改进现有的经络诊疗仪器,另一方面要面向经络诊疗临床,需要随着历史的发展和科学技术的进步,不断地改进和发展,进一步扩大针灸诊疗的范围,提高诊疗效果,进而促进针灸学的发展。例如:远程中医诊断学是利用现代通讯技术、计算机技术和网络技术与现代诊断技术相结合,实现中医诊断技术手段远程化的一门学科。不断促进经络诊断远程医学的发展,是中医经络学与现代技术的结合,是中医诊断技术现代化的一种创新模式,可促进远程医疗技术的实现,同时也为中医诊断技术的远程化奠定了基础。

(三) 利用大数据扩大信息采集

未来的经络腧穴诊断仪器的研发,应当通过管理与利用大数据不断扩大信息采集渠道,建立信息共享平台。

总之,在科技高速发展的现代社会,中医针灸的发展需要充分利用一切可以为传统医学服务的资源。中医经络腧穴诊断仪器的研发思路需要突破仅仅限于所谓"中医的手段、方法得到中医的诊断"的误区,充分有效地利用现有的技术手段和信息传感、分析成果,在诊疗仪器上取得重要进展,促进针灸诊法水平的提高。然而,如何以仪器来有效补充和量化中医经络司外揣内的诊断过程,如何具体以经络学说来指导仪器的研发,依旧是一个需要不断探索的命题。

三、需解决的主要问题

虽然针灸诊疗仪器的发展已有几十年历史,在针灸临床诊断治疗中发挥了重要作用,但由于各种原因导致针灸诊疗仪器缺乏技术量化标准、临床操作技术规范,以及稳定性和可重复性低等问题,这不仅给新一代产品的研制带来了一定的困难,也局限了针灸诊疗仪器更好地推广应用。

(一) 缺少统一量化标准

目前关于经络腧穴诊断仪器的主要问题之一是标准化研究,相关检测仪器均无通用的技术标准,虽然仪器能起到数据客观化的作用,但仪器本身还没有统一的标准。例如无法获取标准的经络腧穴信息,无法获取公认的经络腧穴图像数据库,无法制定标准的经络诊断标准等,因此数据还不能共享,还有其他如望诊光源的标准化、传感器的特性、参数标准等,这些都严重影响数据的正确性。由于缺少中医诊断标准,对经络的分析结果通常也只能供临床诊断参考和科研教学的使用。在缺乏统一标准的情况下,仪器的使用受到了极大的阻碍,也影响了经络诊断客观化的推广和应用。有鉴于此,亟待建立一个统一的国家标准,以保证其使用时的安全性和有效性。

（二）稳定性和可重复性低

目前许多经络腧穴诊断仪器的稳定性和可重复性尚不能满足临床需要,各种经络腧穴诊疗仪在采集时均要求医生手动定位,导致定位可能出现误差,而这种误差直接影响了各种监测数据,使前后多次采集的结果存在误差,可重复性低,无法进行客观对比。

（三）缺少临床收费标准

目前经络腧穴诊断仪器在研究过程中投入了大量资金,而在临床应用中却未制定出统一的收费标准,限制了其在临床中的规范应用。制定一个统一的收费标准,使其在临床的大量应用规范化、合理化,才能尽快使经络腧穴诊断仪器得到推广。

（四）研发方向不明确

虽然很多研究者热衷于经络腧穴诊断仪器的研发,但并不明确研发的意义所在,研发成果大多被束之高阁,与临床脱节。仪器研制的最终目的是临床应用,是要为中医经络辨病辨证提供可靠的依据,其研究要与临床相结合,并在临床中得到验证,形成"研发-临床应用-再研发"的模式。

四、展望

现代科学技术的发展促进了具有中医特色的诊疗仪器设备开发和推广应用,带动了中医诊疗技术的发展。针灸医疗仪器的发展依赖于科学技术的革新和进步,如何有效、合理运用现代科学技术,结合现有的研究成果,研制符合针灸特色的诊疗仪器是针灸科研成果转化和利用的重要瓶颈。为了能研制出更多更好的针灸诊疗设备,必须将针灸医理与现代科学紧密结合,应用计算机、中医工程、激光等技术促进针灸诊疗设备的发展,使诊疗设备不断朝着数字化、客观化、标准化以及智能化方向持续发展。

经络腧穴诊断仪器设备的研发需要建立在深入研究经络腧穴诊断方法的基础研究之上。如在人体生物特征信息分析的基础研究方面,利用现代生物技术开展经络腧穴诊断仪器的研究,开展基因技术在经络诊断方面的应用,获取经络证候与基因、蛋白质组的相关性,应用人体生物电的测量来研究经络、腧穴等理论研究。应用新型传感器、新型基础仪器、新型信息获取技术和处理方法,来完善和改进现有的经络腧穴诊断仪器,通过与从事生物工程、信息科学与经络诊断等跨学科研究人员的合作,研究出一批具有中医特色的新型经络诊断仪器。

我国政府历来重视和支持中医诊疗仪器的发展,在"十五"国家科技攻关计划和国家自然基金项目的开展中,主要利用计算机技术、新型传感技术及信号处理方法等,研究人员研制了新一代的经络腧穴诊断仪器。"十二五"期间,科技部进一步启动了"中医诊疗与康复设备研究"专项,为中医诊疗仪器的发展创造了条件。我们应当抓住大数据整合、现代技术发展的新契机,立足国际发展前沿,加强经络腧穴诊断仪器新技术、新方法的研究;通过整合国内优势力量,加强多学科合作,大力发展一批具有自主知识产权的仪器设备,为人类健康事业做出积极的贡献。

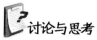 **讨论与思考**

1. 目前经脉-脏腑相关理论研究多侧重于足阳明胃经与胃相关、手少阴心经与心相关、

手厥阴心包经与心相关的基础研究，那么，其他经脉与相应脏腑相关的研究如何丰富和完善？

　　2. 络穴与络脉、络脉与脏腑的相关理论研究如何进一步深入探索？

　　3. 经络诊断的基础原理研究如何与临床应用进行有机结合，以便更好地为临床服务？

　　4. 据你了解，经络诊断仪器的开发还具有哪些研发前景和应用市场？

参 考 文 献

1. 孙艳红,刘堂义,杨华元.经穴电阻抗特性的研究进展及新思路[J].中华中医药学刊, 2015,33(2):319-321.

2. 云洁,王燕平,张维波,李刚,刘近贞,王广军,田宇瑛,贾术永,李宏彦,王泽.应用生物阻抗频谱法对循经体液分布的初步观察[J].中国中医基础医学杂志,2015,21(7):853-856.

3. 舒晴,梁凤霞.经穴氧特异性研究的现状和思考[J].针刺研究,2016,41(3):280-283.

4. 王军,陈晟,赵琪,等.腧穴诊断法临床应用刍议[J].中国针灸,2015,35(9):907-908.

5. 李娜,王洪君.小型中医经络检测仪的研制[J].生物医学工程研究,2004,23(3):170-173.

6. 董宝强,王富龙,王颖,等.浅论十二经脉气血盛衰与经络病变的关系.光明中医,2006,21(4):1-3.

7. 李鼎.中医针灸基础论丛[M].人民卫生出版社,2009:93-96.

8. 陈阳.浅谈从阴阳之动静属性认识经络的实质.求医问药,2012,10(5):75-76.

9. 管遵惠,管薇薇.十二经脉经络辨证概要.针灸临床杂志,2012,2(9):59-60.

10. 贺振泉,陈群,原林,等.经络诊断的理论研究.新中医,2005,37(7):3-4.

11. 曾希玲,周美启,吴生兵.经脉脏腑相关理论在针灸临床中的应用研究概况.湖南中医杂志.2014,30(9):159-160.

12. 李自双,宋关斌,蔡绍皙,吴云鹏.智能化穴位电阻检测仪的研制及实验研究.北京生物医学工程.1996,51(1):27-31.

13. 叶少麟,译.良导络的原理及临床概要[J].浙江医学院学报,1958,1(2):191-197.

14. 曾兆麟,郁望耀,吴定宗,等.电极面积、电极与皮肤接触的压力以及接触时间的长短对皮肤穴位导电量的研究[J].上海中医药杂志,1958(12):564-567.

15. 沈雪勇,魏建子,张一和,等.人体穴位伏安特性研究.中国针灸,2006,26(4):267-271.

16. 李春华,李静,刘玉祁,等.2006-2012期间腧穴生物理化特性研究进展.北京中医药.2013,32(4):313-315.

17. 杨威生,张人骥.低阻经络研究 I、测定方法.北京大学学报(自然科学版),1978,14(1):128-134.

18. 张维波.经络是什么[M].北京:中国科学技术出版社,1997.

19. 徐冬梅,谢玉华,余乃登,等.健康人胃经五输穴体表阻抗的规律性研究.贵阳医学院学报,2005,30:523-524.

20. 赵雪梅.不同证型胃脘痛患者经穴电阻相关性研究.中国针灸,2005,25(3):50-52.

21. 魏建子,沈雪勇,王霆.穴位电阻的含义与测量[J].生物医学工程学杂志.2006,23(3):509-511.

22. 严洁,林亚平,曾娅南,等.经穴阻抗测定与经络、脏腑、气血的相关性[J].湖南中医学院学报.1992,12(1):44-46.

23. 沈雪勇,王彩虹,张一和,等.胃炎患者穴位伏安曲线的定性定量分析.上海针灸杂志,1998,17(4):3-5.

24. 沈雪勇,丁光宏,魏建子,周钰,邓海平,张海蒙,赵玲,毛慧娟.月经前后穴位伏安特性观察.中医药学刊,2006,24(9):1589-1591.

25. 郑建.妇女月经周期中任、督脉经穴的电学特性.中国针灸,1998,18(7):401.

26. 唐恍凡,丁果元,刘庆田,等.心经心包经原穴导电量对心气虚证诊断作用的研究[J].湖南中医杂志,1995,11(1):41-44.

27. 魏建子,沈雪勇,周钰,等.气虚患者太渊、太溪穴伏安特性.辽宁中医杂志,2007,34(5):547-549.

28. 丁宇,石现,关玲,等.经络寒热与经络原穴伏安特性曲线的关系[J].中国针灸.2007,27(01):31-33.

29. 魏建子,沈雪勇,毛慧娟,王霆.甲状腺机能亢进患者内关穴伏安特性.上海中医药大学学报,2008,22(6):23-25.

30. 刘莉莉,赵百孝,颉泽华,等.脑瘤患者十二原穴体表导电量的变化与脏腑经络相关性观察[J].中国中医基础医学杂志,2009,15(11):857-860.

31. 许云祥,胡翔龙,吴宝华.心包经循行线上皮肤低阻点的皮肤电位检测.福建中医学院学报,1999;9(2):13.

32. 佘延芬,齐丛会,朱江.国内外穴位电学特性研究的历史及进展评述[J].中国针灸.2010,30(12):1047-1050.

33. 胡翔龙,汪培清,许金森,等.人体体表循经红外辐射轨迹的主要特征和显现规律的研究.红外与毫米波学报,2001,20(5):325-328.

34. 张栋,付卫星,王淑友,等.经脉温度特性的红外热像图显示.针刺研究,1996,21(3):63-67.

35. 魏鹏绪,辛随成.经络和穴位的皮肤温度测量.针灸临床杂志,2005,21(7):61-63.

36. 许金森,胡翔龙,杨广印.肺部疾病患者体表循经红外辐射轨迹的观察[J].福建中医学院学报,2005,15(6):18-19.

37. 吴振英,朱琦,付钰,等.基于红外热像技术的支气管哮喘患者肺经与大肠经相关腧穴体表温度研究[J].中医杂志,2013,54(22):1926-1928.

38. 谢静涛,黎敬波,周黎华.肺胃寒热证患者经穴辐射热的检测研究.中国医药科技,1997,(3):139-140.

39. 沈雪勇,魏建子,黄奏琴,等.不同生命状态内关穴红外温度变化过程中穴位特异性的显现.上海针灸杂志,2012,31(2):71-73.

40. 佘延芬,齐丛会,马良宵,等.胞宫相关经穴体表温度反应月经来潮的研究.中华中医药杂志,2011,26 (5):897-901.

41. 严智强,王一中,张菱,等.冠心病患者经穴和耳穴温度失衡规律的观察.中医杂志,1985,(1):51-53.

42. 赤羽幸兵卫著,刘芸卿等合译.知热感度测定法针灸治疗学.上海:上海卫生出版社,1956.1-122.

43. 朱道成,陈日新,焦琳,等.论热敏灸探感定位是阿是之法的传承与发展,中国针灸,2014,34(8):769-771.

44. 陈秀华,王聪,林燕钊.经络热度感测和背俞穴针刺调养技术对60例慢性疲劳综合征的干预作用.辽宁中医杂志,2008,36(8):1226-1228.

45. 朱文宏,薛程远,马文珠,等.知热感度测定法对十二井穴正常值的测定.针刺研究,1996,21 (1):31-33.

46. 马淑骅,陈日新.支气管哮喘(缓解期)患者背部热敏腧穴分布的临床研究[J].江西中医药,2011,42(1):30-32.

47. 承淡安译.经络之研究[M].上海:上海卫生出版社,1956,1:39.

48. 严智强,史燕清,王一中,等.人体十四正经高冷光特性的研究.针刺研究,1959,8:389.

49. 吕越.部分疾病与背部经穴超微弱发光的强度的实验研究.陕西中医学院学报,1997;20 (7):43.

50. 杨文英,周文新,孙克兴.疾病状态下腧穴超微弱发光的研究[J].上海针灸杂志,1998,17(6):2-3.

51. 林先哲,李国强,吕文祥,等.胆道病人手术前后辐射场照相的观察[J].云南医药,1986,7(2):96.

52. 丁光宏,沈雪勇,褚君浩,等.人体穴位与中医各种灸的红外辐射光谱特性.针刺研究,2002,27(4):269-273.

53. 沈雪勇,丁光宏,邓海平,等.冠心病患者内关穴红外辐射光谱病理信息分析.红外与毫米波学报,2006,25(6):443-446.

54. 黄建华,夏齐国,冯鑫鑫,等.不同证型乳腺增生病患者膻中穴体表红外辐射光谱研究[J].浙江中西医结合杂志,2012,22(7):505-507.

55. 胡翔龙,许金森,叶蕾,等.人体体表循经红外辐射轨迹的加热诱发.红外与毫米波学报,2002,21(1):6-8.

56. 朱兵.经络磁特性的实验证明(续五).国外医学中医中药分册,1994;16(5):20.

57. 李定忠,傅松涛,李秀章.关于经络实质的探讨——关于经络的理论与临床应用研究之一.中国针灸,2004,24(11):773-778.

58. 祝总骧.隐性循经感传线叩诊音的特异性及其观察(初步报告).针刺研究,1980;5 (4):312.

59. 孙平生,张江艳,张柯欣,等.用声轨迹标定大肠经体表线路研究的新进展.辽宁中医杂志,1997;24(5):195.

60. 林立全,金红姝.足阳明胃经体表循行路线的声测实验研究.辽宁中医杂志,1997,24 (10):467.

61. 魏育林,屠亦文.经络及腧穴的生物物理学特性的研究进展[J].中国针灸,2005,25

(11):817-819.

62. 邓晓辉,张守康.经络腧穴电磁特性研究概况.中国针灸,2009,29(8):633-636.

63. 王淑友,张栋,朱元根,等.穴位温度与电阻相关关系的研究.辽宁中医杂志,2007,34(1):5-6.

64. 蔡长荣,许广超.66例高血压患者经络诊察的临床分析[J].中国针灸,2009,29(12):977-979.

65. 李定忠,傅松涛,李秀章.关于经络实质的探讨——关于经络的理论与临床应用研究之三.中国针灸,2005,25(1):53-59.

66. 刘瑞庭,庄鼎,柏秀珍,等.循经感传"气至病所"的客观显示——针刺穴位对面部红外热像图的影响[J].针刺研究,1990,15(3):245-249.

67. 丁宇,石现,杨卓,等.腰椎间盘突出症患者原穴的伏安特性曲线特征[J].中国康复理论与实践,2007,13(05):484-485.

68. 黄丽春.耳穴治疗学[M].科学技术文献出版社,2005.10.

69. 郑德良,郑智峰.中医望眼辨证图解[M],辽宁科学技术出版社,2011.4.

70. 田丽芳,田阳春.经络切诊在针灸临床中的应用[J].北京中医药大学学报,2003,26(5):87-89.

71. 贺振泉,陈群,原林,等.经络诊断的理论研究[J].新中医,2005,37(7):3-4.

72. 李蕙,郑欣,张群策,等.经络辨证在针灸临床实践中的指导作用[J].针刺研究,2010,35(2):142-145.

73. 王苏娜,诸毅晖.浅谈经络辨证在针灸临床中的应用[J].针灸临床杂志,2006,22(3):3-5.

74. 李涛,张毅,刘清国.王朝阳针药并用治疗杂病经验.山东中医药大学学报,2013,37(4):303-305.

75. 王品山,王明章.针灸临床的经络辨证.中医药学刊,2006,24(8):1440-1441.

76. 王桂玲,宣雅波,程金莲,等.贺普仁教授经络辨证治疗疑难病症撷要.中国针灸,2007,27(7):517-520.

77. 胡银虎.经络辨证在治疗痛症中的应用.中国针灸,1995,S1:55-56.

78. 王琦.中医体质学[M].北京:人民卫生出版社,2008:368.

79. 周晖,周胜杰,莫伟,等.健康体检中中医体质辨识的应用及意义.中国医疗前沿,2013,4(8):118-119.

80. 李静,刘玉祁,李春华,等.关于机体相关因素对针刺得气影响的探讨[J].中国针灸,2013,33(4):378-380.

81. 赵宁宁.在飞行员亚健康防治中应注意高脂血症的防控[J].中国疗养医学,2012,21(2):133.

82. 马君,刘玉珍,宋丽萍.对亚健康的认识和预防策略[J].中国疗养医学,2012,21(2):118-119.

83. 沈雪勇,倪秀冬.背部腧穴的分布与脏腑关系探析[J].针灸临床杂志,1997,13(8):1-2.

84. 陈树林,李育良.内关、心俞与心脏相关的神经基础[J].中国针灸,1996,12(12):33-35.

85. 童晨光,谷世喆,衣华强,等.肾俞募穴与肾特异性联系通路的荧光双标法研究[J].针刺研究,2002,27(4):248-252.

86. 衣华强,马玉侠,方剑乔.经穴-脏腑相关形态学研究概述[J].山东中医药大学学报,2013,37(1):80-82.

87. 张艺川,谷忠悦.募穴期门、日月与肝胆病症诊治[J].实用中医内科杂志,2014,28(9):13-15.

88. 郝娜,张丽杰,张艺川,等.慢性HBV感染患者肝区经穴红外温度与疾病相关性研究[J].辽宁中医杂志,2014,41(3):391-393.

89. 张小卿,成泽东,李春日,等."太溪"穴与肾脏组织双向电泳图谱比较研究[J].辽宁中医药大学学报,2012,14(6):232-234.

90. 邓海平,沈雪勇,丁光宏.太渊穴自发红外辐射与肺功能的相关性分析[J].中医杂志,2007,48(1):47-49.

91. 吴焕淦,姚怡,沈雪勇,等.溃疡性结肠炎患者大肠经原穴与下合穴红外光谱的比较研究[J].中国针灸,2008,28(1):49-54.

92. 陈少宗,宋世庆,张媛,等.针刺阳陵泉对慢性炎性高张力胆囊运动影响的时效规律初步观察[J].山东中医杂志,2014,33(12):988-989.

93. 刘光亭,王淑敏,王力健.巨刺阳陵泉穴对胆道系统的影响[J].中国针灸,2003,23(1):29-30.

94. 吴富东,王世军,王晓燕,等.电针足三里穴对正常大鼠微循环的调节作用及穴位脏腑相关性研究[J].中医杂志,2010,51(12):1101-1103.

95. 衣华强,马玉侠,方剑乔.足三里与胃特异性联系通路的荧光双标法研究[J].山东中医药大学学报,2012,36(6):532-533.

96. 陈日新,康明非,陈明人.岐伯归来——论腧穴"敏化状态说"[J].中国针灸,2011,31(2):134-138.

97. 田宁,陈日新.腧穴热敏化的体表-内脏相关规律浅识[J].江西中医药,2009,40(8):59-60.

98. 宋云娥,徐放明,陈日新.热敏灸的研究概况[J].江苏中医药,2010,42(12):80-81.

99. 张鹤,孙平龙,张黎声,等.躯干腹、背侧同一神经节段腧穴主治功效的分析[J].中国针灸,2013,33(2):137-140..

100. 袁其伦.穴位实质及与脏腑相关的新认识和新应用[J].中国针灸,2004,24(6):423-426.

101. 郭义,方剑乔.实验针灸学[M].北京:中国中医药出版社,2012:117-132.

102. 余曙光,徐斌.卫生部"十二五"规划教材《实验针灸学》[M].人民卫生出版社.北京,2012,06.

103. 郭义,方剑乔.全国中医药行业高等教育"十二五"规划教材《实验针灸学》[M].中国中医药出版社.北京,2012,08.

104. 佘延芬,朱江.不同类型经络穴位电阻探测仪的特点及其测量干扰因素探讨[J].中国针灸,2012,32(7):661-664.

105. 林凌,李哲,赵静,等.中医诊断仪器的研发思路[J].北京生物医学工程,2012,31(2):213-216.

106. Peter White. A background to acupuncture and its use in chronic painful musculoskeletal conditions. Perspectives in Public Health,2006;126(5):219-227.

107. 刘凤华,张波,秦南极,等.经络气血理论的生物物理论证[J].中国医药导报,2008,5(36):10-13.

108. 李建彦.经络气血相关的文献研究[D].2012届硕士学位论文,2012,1-64.

109. 杨玥.经络诊断方法概述.甘肃中医,2010,23(10):10-12.

110. 侯湘.经络体系和机体组织小血管运动的控制调节功能相关研究[D].第二届全国针灸针麻学术讨论会论文摘要,1984.